Enders' Homöopathie
für unterwegs

Dr. med. Norbert Enders

Enders' Homöopathie für unterwegs

Alltag – Freizeit – Reise:
Schnell und sicher zum richtigen Mittel

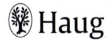

Bibliografische Information Der Deutschen Bibliothek
Die Deutsche Bibliothek verzeichnet diese Publikation in der Deutschen Nationalbibliografie; detaillierte bibliografische Daten sind im Internet über http://dnb.ddb.de abrufbar

© 2003 Karl F. Haug Verlag in MVS Medizinverlage Stuttgart GmbH & Co. KG, Postfach 30 05 04, 70445 Stuttgart
Besuchen Sie uns im Internet unter
www.haug-gesundheit.de

Das Werk ist urheberrechtlich geschützt. Nachdruck, Übersetzung, Entnahme von Abbildungen, Wiedergabe auf fotomechanischem oder ähnlichem Wege, Speicherung in DV-Systemen oder auf elektronischen Datenträgern sowie die Bereitstellung der Inhalte im Internet oder anderen Kommunikationsdiensten ist ohne vorherige schriftliche Genehmigung des Verlages auch bei nur auszugsweiser Verwertung strafbar.

Die Ratschläge und Empfehlungen dieses Buches wurden von Autor und Verlag nach bestem Wissen und Gewissen erarbeitet und sorgfältig geprüft. Dennoch kann eine Garantie nicht übernommen werden. Eine Haftung des Autors, des Verlages oder seiner Beauftragten für Personen-, Sach- oder Vermögensschäden ist ausgeschlossen.

Sofern in diesem Buch eingetragene Warenzeichen, Handelsnamen und Gebrauchsnamen verwendet werden, auch wenn diese nicht als solche gekennzeichnet sind, gelten die entsprechenden Schutzbestimmungen.

Programmplanung: Dr. Elvira Weißmann-Orzlowski
Bearbeitung: Katharina Sporns
Fotos: PhotoDisc
Umschlagfoto: ZEFA
Umschlaggestaltung: CYCLUS · Visuelle Kommunikation, Stuttgart
Satz: Fotosatz H. Buck, Kumhausen
Druck und Verarbeitung: Druckhaus Beltz, Hemsbach

ISBN 3-8304-2084-6   1 2 3 4 5

Inhaltsverzeichnis

Einleitung	10

Verletzungen 17

Erste Hilfe	18
Zweite Hilfe	18
Art der Verletzung	19
Bissverletzung	19
Blutergüsse	21
Quetschung	21
Stichverletzung	21
Verwundungen	22
Ort der Verletzung	22
Augen	22
Bewegungsapparat	23
Finger	25
Haut	25
Hirn-Schädel	28
Rippen	28
Wirbelsäule	29
Tetanus-Vorbeugung	29

Notfälle 31

Asthmaanfall	32
Bauchkolik	33
Blinddarmentzündung	33
Bluterbrechen	34
Brechdurchfall	34
Darmlähmung	36
Elektrounfall	36
Ertrinken, Erste Hilfe	36
Gallenkolik	37

Inhaltsverzeichnis

Gichtanfall	37
Harnverhaltung	38
Herzbeschwerden	38
mit großer Angst, rotes Gesicht	38
mit großer Angst, blasses Gesicht	39
mit geringerer Angst	39
zur linken Hand ziehend	39
mit Taubheit im linken Arm	40
mit Taubheit im rechten Arm	40
mit Taubheit in der rechten Hand	40
bei Rauchern	41
Herzenge mit drückender Angst	41
Herzinfarkt	42
frisch	42
Schwäche und Zittern danach	42
Herzklopfen	43
Hexenschuss	44
Hitzschlag	44
Kehlkopfschwellung (Glottisödem)	45
Kruppanfall	45
Lungenembolie	47
Nabelkolik	47
Nierenkolik	48
Ohnmacht, Kollaps, Schock	49
rotes Gesicht	49
blasses Gesicht	49
Schreck, Schock	50
Verschlucken	51

Allgemeines … 53

Angst	54
von Höhen hinunter zu schauen	54
vor einer Reise	54
Blasenreizung junger Urlauber	54

Inhaltsverzeichnis

Blutvergiftung	55
Durchfall bei Angst, Erregung, Schreck	55
Erschöpfung	56
bei Bergsteigern, Skilangläufern, Abfahrtsläufern	56
durch überschäumende Liebesspiele	57
Übermüdung des Fahrers	57
Essen	57
Durchfall	58
Erbrechen, akut	60
Kostumstellung in fremden Ländern, Klimawechsel	61
Magenbeschwerden mit Kopfschmerz	61
Nahrungsallergie	62
Nahrungsvergiftung	63
Übelkeit mit Brechreiz	64
Überessen	65
Völle, Blähung, Aufstoßen nach dem Essen	66
Fieber	67
akut	67
septisch	68
Dreitagefieber	69
Fieberkrämpfe	69
Fliegen	70
Angst vor dem Fliegen	70
Landen und Starten	70
Jet lag	71
Heimweh	71
Heiserkeit	72
schmerzhaft	72
schmerzlos	73
Höhenwechsel zu rasch	73
Infektionen	74
Augenentzündung im Gebirge	74
Brucellosen	75
Grippe, Auslösung	75
Gürtelrose (Herpes zoster)	76

Hepatitis	77
Hirnhautreizung (Meningismus, Genickstarre)	78
Ohrentzündung	78
Pfeiffer'sches Drüsenfieber (Epstein-Barr-Virus)	79
Toxoplasmose	80
Tubenkatarrh, Ohr „wie zu"	81
Insekten und Parasiten	81
Bienenstich	81
Krätze	82
Läuse	82
Mückenstich	83
Wespenstich	83
Würmer (Kribbeln und Jucken im After)	84
Zeckenstich	84
Kreuzschmerz, Ischias durch langes Sitzen	85
Lärmbelastung unterwegs	85
Meeresluft, unverträglich	86
Muskelkater	86
Muskelkrämpfe	86
Nackensteife (durch lange Autofahrten)	87
Nasenbluten	87
bei Kindern	87
bei Heranwachsenden	88
Nesselsucht, Quaddeln	88
Ohrenschmerzen (durch Skifahren)	90
Platzangst	90
Pubertierende Jugend	90
Übelkeit des jungen Sohnes nach urlaubsüblichen Liebespielen	90
Verliebte Schwärmerei der jungen Tochter	90
Radtour-Beschwerden	90
Reisekrankheit	91
Schiefhals	93
Sodbrennen mit saurem Aufstoßen	93
Tropische Infektionen	94

Amöbenruhr (Bakterienruhr)	95
Cholera, akut	97
Dengue-Fieber (Siebentagefieber)	98
Filariose (Wuchereria, Brugia, Loa Loa)	99
Gelbfieber	99
Grippe, tropisch	101
Malaria	101
Schlafkrankheit	103
Typhus, akut	103
Übelkeit	104
ausgefallen	104
mit Brechreiz	105
mit Kollaps, Schock, Blässe	105
Umlauf um den Nagel	106
Unterkühlung (durch Schwimmen)	106
Wetterbedingte Beschwerden	106
Föhn	107
Gewitter	107
Hitzeeinwirkung	108
Kälteeinwirkung	110
Regenwetter, feuchte Wärme	111
Schwüle, feuchte Hitze	112
Sonne	112
Schnee	114
Wetterwechsel	114
Wind, Sturm	115
Zahnschmerzen	115

Anhang   116

Stichwortverzeichnis	116
Reiseapotheke nach Dr. Enders	125
Arzneien, die im Ausland zu erwerben sind	125
Autorenvita	126
Literatur	127

*Wir reisen nicht, um anzukommen,
sondern um unterwegs zu sein.
(Goethe)*

Einleitung

Danksagung

Praller Dank sei meinen Verlags-Freunden – allen voran meiner liebenswürdig-knallharten Frau Dr. Elvira Weißmann-Orzlowski – dafür gezollt, dass sie sich ohne Ermüdung für die homöopathische Selbstständigkeit des leidenden Laien einsetzen, dass sie meinen homöopathischen Gehorsam ohne Murren hinnehmen und an einer bewussteren und damit gesünderen Menschheit mitarbeiten.

Warnsignal

Wie bei allen meinen Büchern, stelle ich auch bei diesem Band den Anspruch auf Unvollkommenheit. Denn er ist nicht mehr als eine einfache Lektüre für Laien, die sich der Homöopathie verschreiben. Keinesfalls ist er ein Buch, dessen Inhalt ohne Einführung in die Prinzipien der Homöopathie angewandt werden sollte. Dazu bedarf es des fleißigen Lesens meiner und anderer Bücher (z. B.: *„Homöopathie – eine Einführung in Bildern"* oder *„Enders' Handbuch Homöopathie"*). Wie rasch Sie dann selbstständig anwenden dürfen, wird durch das Maß des Vertrauens in Ihre eigene Person begrenzt werden.

Hinweis

Bevor Sie sich ärgern, weil diese oder jene Angabe fehlt, sollten Sie Ihren Stift zur Hand nehmen und mir Ihren Einfall auf einer Postkarte mitteilen. Denn dieses Werk ist absichtlich unvollständig für Sie zusammengestellt, damit Sie an der nächsten Auflage aktiv mitarbeiten. Inzwischen sollten Sie sich – vor jeglicher Anwendung – das Folgende gut einprägen.

Einleitung

Warum ist Homöopathie unterwegs ganz besonders angezeigt?

Strafen Sie die landläufige Meinung Lügen, die nichtwissend kundtut, Homöopathie sei nur bei *chronischen* Krankheiten wirksam, indem Sie nach den Ratschlägen in diesem Buch *akute* Geschehen galant und sicher behandeln, während andere nach Hilfe schreien!

Gebrauchsanweisung

- Dieser kleine Ratgeber ist in drei Abschnitte aufgeteilt (Verletzungen, Notfälle, Allgemeines) und darin alphabetisch von A-Z. So finden sie rasch, wonach Sie suchen, im entsprechenden Abschnitt unter dem Stichwort selbst oder unter dem Oberbegriff. Das heißt, dass Sie beispielsweise „Bluterguss" unter „Bluterguss" im Abschnitt „Verletzungen" finden, „Kälteeinwirkung" unter dem Oberbegriff „Wetterbedingte Beschwerden" im Abschnitt „Allgemeines" oder „Asthmaanfall" unter „Asthmaanfall" im Abschnitt „Notfälle". Im Zweifel ziehen Sie das → *Stichwortverzeichnis* zu Rate. Dort sind alle Ihre Probleme, Beschwerden und Befindlichkeitsstörungen unter ihrem entsprechenden Namen zu finden.
- Für akute Dilemma muss die Arznei *nicht* unbedingt *personenbezogen*, sondern *nur ähnlich* der Erscheinung sein. Also, nehmen Sie Ihren Markierstift in die Hand und streichen Sie an, was Sie für Ihr Unterwegssein beachten möchten.
- Zur Gepäckerleichterung besorgen Sie sich *1-Gramm-Fläschchen* oder packen einige Kügelchen in Aluminiumfolie ab und beschriften sie entsprechend. Damit kommen Sie sehr gut aus.
- Ihre rettende Notfallarznei besorgen Sie sich am besten in *Tropfenform*, damit Ihnen bei bedrohlicher oder gar ohnmächtiger, handlungsunfähiger Gegebenheit die Tropfen hinter die Unterlippe geträufelt werden können!

Einleitung

Wie wähle ich die richtige Arznei?

Suchen Sie bei Beschwerden nicht nach Erklärungen ihrer möglichen Ursache, also nicht nach dem *Warum*, sondern wählen Sie aus vorgegebenen Arzneien die den Störungen ähnlichste Arznei aus. Fragen Sie sich oder Ihren Patienten nach dem:

- **Wo** tut's weh (Ort, Ausdehnung, Aussehen der Störung), nach dem
- **Wie** tut's weh (Empfindung, Ausscheidung der Störung), nach dem
- **Wann** tut's weh (Beginn, Auslösung und Umstände der Störung).

Das bedarf natürlich auch Ihrer genauen Beobachtung, denn nicht alle Menschen sind anfangs fähig, sich hilfreich auszudrücken. Aber durch ständige Übung mithilfe dieser drei Fragen, werden Sie sich besser kennen lernen, werden sich Ihrer leidenden Situation bewusster und können sie besser annehmen, um sie letztlich mit einer sorgfältig gewählten Arznei loszuwerden. Versuchen Sie's, Sie werden mit Wohlbefinden belohnt.

Wo erwerbe ich die Arzneien?

Alle Arzneien sind nur in der Apotheke erhältlich. Sie brauchen jedoch nicht vom Arzt verschrieben zu werden, sind also jederzeit ohne Rezept frei käuflich. Selbstverständlich können Sie sich die Arzneien auch von Ihrem Arzt verschreiben lassen und über Krankenkasse abrechnen oder Ihrer Versicherung zur Kostenerstattung einreichen.

Welche Arzneiform soll ich wählen?

Die meisten Arzneien werden in drei Darreichungen angeboten: Kügelchen, Tabletten und Tropfen. Einige Arzneien, vor allem Säuren (Acidum), Phosphorus, Bromum und Petroleum sind nur flüssig haltbar. Die metallischen Arzneien sind erst ab D8 flüssig oder in Kügelchen vorhanden, bis D8 nur in Tablettenform. Für die Notfalltasche erwerben Sie verständlicherweise eher Tropfen, die Sie hinter die Zunge träufeln, von wo sie rasch in die Blutbahn aufgenommen werden. Für weniger notfällige Beschwerden ziehen Sie Kügelchen vor. Die Tablettenform ist eine reine Geschmackssache.

Warum ist die Arzneipotenz relativ hoch gewählt?

Vielleicht sind Ihnen die angegebenen Potenzhöhen aufgefallen. Es gibt erstaunlicherweise auch Kollegen, die meine Bücher erwerben, um darin herumzukritisieren und um ihren Patienten klar zu machen, wie unhomöopathisch „dem *Enders* seine Bücher" sind wegen der „gefährlichen" Hochpotenzen. Nun, erstens gibt es keine „gefährliche Homöopathie", sondern nur „gefährliche Homöopathen". Zweitens ist die Heilwirkung einer Arznei, falls sie *entsprechend* gewählt wurde, unabhängig von der Potenzhöhe. *Eine sorgfältig ausgesuchte Arznei wirkt in jeder Potenz!*

Das ist nicht eine nackte Behauptung, sondern eine wohl gekleidete Erfahrung. Die durchweg hohen Potenzen haben nur einen Grund: Ihr Gepäck zu erleichtern! Sie brauchen im Bedarfsfall weniger Gaben zu wiederholen, sparen Kügelchen und damit Gewicht, das Sie für die unbedingt notwendigen Extras Ihrer Kinder (ein drittes Paar Bermuda-Shorts, zerschnittene T-Shirts, aufgeschlitzte Jeans) nervengünstiger verwenden können. Ich setze einfach voraus, dass Sie dieser menschenfreundlichen Absicht stillschweigend beipflichten.

Was heißt: 1 Gabe?

Eine Gabe entspricht fünf Tropfen oder fünf Kügelchen oder einer Tablette. Diese Gabe geben oder nehmen Sie zehn Minuten vor oder nach dem Essen oder Trinken ohne Wasser auf die Zunge.

Wie und wann verabreiche ich eine Arznei?

- **Bei akuten Störungen**

Bei akuten Störungen wiederholen Sie eine Gabe stündlich oder zweistündlich, wie im Text angegeben. Bei Nachlassen der Beschwerden nehmen Sie die Gabe weniger häufig. Das heißt, Sie handeln nach der Intensität der Beschwerde.

Einleitung

• Im Notfall

Im Notfall können Sie jede Arznei in einem Viertel Liter Wasser mit einem Plastiklöffel „verkleppern", davon alle fünf Minuten einen gewöhnlichen Schluck trinken lassen oder mit demselben Plastiklöffel eingeben. Behalten Sie das Wasser vor dem Schlucken einen Augenblick im Mund, damit die Arznei über die Schleimhäute rascher in die Blutbahn eindringen kann.

• Bei Besserung der Beschwerden

Wenn nach einer Arzneigabe eine Besserung der Beschwerden eintritt, so warten Sie mit ihrer Wiederholung, bis Sie den Eindruck haben, dass die Wirkung der Arznei nachlässt.

• Nach akuten Störungen

Nach Besänftigung der akuten Störungen werden die verschiedenen Potenzierungen bis zur Ausheilung mit folgender Regelmäßigkeit eingenommen:

>   **bis D3** – dreimal täglich eine Gabe zu 20 Kügelchen, Tropfen oder 3 Tabletten
>   **D6** – dreimal täglich eine Gabe
>   **D12** – zweimal täglich eine Gabe
>   **D30** – einmal wöchentlich eine Gabe oder nach Bedarf
>   **D200** – einmal monatlich eine Gabe oder nach Bedarf

Wann darf ich die Gabe wiederholen?

Wenn nach einer Arzneigabe eine Besserung der Beschwerden eintritt, so warten Sie mit ihrer Wiederholung bis Sie den Eindruck haben, dass die Wirkung der Arznei nachlässt. Eine Steigerung der Arzneiwirkung durch qualitative Erhöhung der Einzelgabe oder durch vermehrte Wiederholung der Gabe ist nicht zu erwarten. Der Arzneireiz benötigt einen gewissen Zeitraum und einen bestimmten Zeitablauf, bis er anspricht. Dieser Arzneireiz wird durch ein Kügelchen oder einen Tropfen genauso erreicht wie durch zwanzig oder hundert. Die *Qualität* ei-

Einleitung

ner Arznei steht in keinem Bezug zur *Quantität*: Menge macht nicht Gesundheit. Menge ist messbar, Gesundheit ist eine Ermessensfrage.

Was heißt „bei Bedarf"?

Einmalig und zuwarten. Wenn das Befinden sich nach drei bis sechs Stunden nicht verändert hat, darf eine weitere Gabe gereicht werden. Bei allerdings schon geringster Besserung stören Sie die Heilung nicht durch einen nochmaligen Arzneireiz. Das kann in die Hose gehen!

Was heißt „alle 10 Minuten"?

Wiederholen Sie die Arznei so lange, bis sich spürbare Besserung einstellt. Dann unterlassen Sie weitere Gaben so lange, bis die Beschwerden sich wieder verschlimmern sollten. So verfahren Sie mit jeder Arzneigabe!

Hat die Arznei Nebenwirkungen?

(→ *Enders: „Homöopathie – Einführung in Bildern"*)
Die homöopathische Arznei hat *keine Nebenwirkungen* und verträgt sich mit chemischen Medikamenten wie Insulin- oder Schilddrüsentabletten. Das beweist die Erfahrung. In über 200 Jahren angewandter Arznei hat sie nie einen Schaden hinterlassen. Wenn Sie also eine falsch gewählte Arznei einnehmen (wie das Kinder gern heimlich tun!) wie etwa Cantharis für blasige Verbrennung oder für Blasenentzündung, dann heißt das nicht, dass Sie dadurch von einer der beiden Beschwerden geplagt werden. Bei allerdings sehr empfindsamen Menschen und bei zu häufiger Wiederholung der Arzneigabe kann es zu überschießenden Reaktionen kommen. In obigem Beispiel etwa zu heftigem Brennen an Haut und Schleimhäuten. Diese Reaktion ist jedoch nicht als schädliche Arzneiwirkung zu betrachten, sondern als Zeichen der richtigen Arzneiwahl. Nach Absetzen der Arznei verschwindet diese so genannte *Erstverschlimmerung* umgehend.

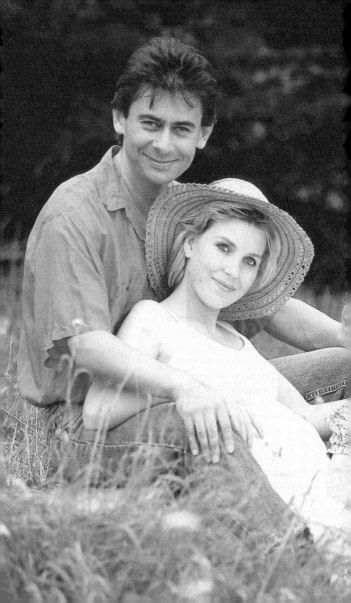

Verletzungen

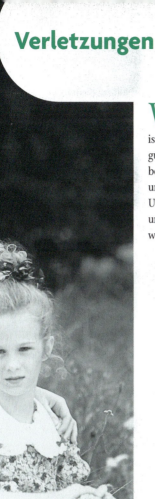

Wer sich viel verletzt oder besser: wer sehr verletzlich ist, sollte die Verletzungsarzneien gut im Kopf und in der Tasche haben. Hier können Sie viel für sich und andere Verletzte tun, während Umstehende hilflos, ungeduldig und aufgeregt auf den Notfalldienst warten. Viel Glück!

Verletzungen

Erste Hilfe

Arnica D30
einmalig

Jede Verletzung, Verwundung, innerlich, äußerlich, offen, geschlossen, auch Gehirnerschütterung, Muskelkater, Operationen, Zahnziehen bedarf dieser Arznei. Sie mindert den Schmerz, sowie äußeres und inneres, unsichtbares Bluten. Danach erst unterscheiden Sie, welche spezifische Arznei zu wählen ist!

Cuprum metallicum D30
2 x täglich

Muskelriss

Rhus tox D30
2 x täglich

Verrenken, Verzerren

Aconitum D30
2 x täglich

Augenverletzung

Bellis D30
2 x täglich

Brustverletzung mit Bluterguss; Schürfwunden

Hypericum D30
2 x täglich

Rückenverletzung; Finger-, Zehenquetschung, Stichverletzung der Fußsohle

Zweite Hilfe

Acidum sulfuricum D3
3 x täglich

Bluterguss

Calendula D4
3 x täglich

Risswunden

Staphisagria D3
3 x täglich

Schnittwunden

Bellis D3 3 x täglich	Schürfwunden
Ledum D30 1 x täglich	Stichwunden
Conium D30 1 x täglich	Brustverletzung mit anschließender Gewebsverhärtung

Art der Verletzung

Bissverletzung

• Hundebiss

Calendula D4 3 x täglich	Hundezähne verursachen in der Regel Risswunden (→ Verwundungen), seltener Stichwunden
Hydrophobinum D30 1 x täglich	beugt der Tollwut vor; Arznei 1 Woche lang einnehmen

• Katzenbiss

Ledum D30 1 x täglich	besonders am Daumen; Katzenzähne sind wie eine Stichverletzung
Lachesis D12 2 x täglich	bei anschließender Blutvergiftung

• Schlangenbiss

Ledum D30 stündlich	Folge von Stich; Bissstelle mit scharfem Messer sofort tief ausschneiden, falls Sie mutig genug sind!

Verletzungen

> ### Gut zu wissen
>
> Ein Schlangenbiss ist in der Regel nicht tödlich; über 80 % der Gebissenen sterben allerdings aus Schreck an Herzversagen.

Arsenicum album D30
stündlich

bei großer, ruheloser, hinfälliger Schwäche

Lachesis D30
stündlich

bei Herzbeschwerden

Vipera D30
stündlich

bei Herzbeschwerden durch Vipernbiss; Vorsicht beim Camping, vor allem beim wilden Campen!

Belladonna D30
einmalig

zur Beruhigung des Gebissenen nach den obigen Arzneien

> ### Beachte
>
> Golondrina-Tinktur auf alle Wunden geben; bei Klapperschlange (Südamerika) Indigo-Pulver, bei Mokassinschlange (Nordamerika) oder Buschmeisterschlange (Surinam) Cedronsamen auf die Wunde streuen und gleichzeitig kauen.

• Spinnenbiss

Tarantula cubensis D12
stündlich

Arznei bis zum Aufsuchen eines örtlichen Arztes einnehmen; notfalls auch:

Ledum D30
stündlich

Folge von Stich

Art der Verletzung

Blutergüsse

Acidum sulfuricum D3
2-stündlich

Arznei nach Arnica D30 verabreichen, falls nach der Verletzung ein Bluterguss überbleibt; auch bei Brillenhämatom um das Auge mit ausgefranstem Rand und glasiger Schwellung angezeigt, außer:

Ledum D30
1 x täglich

Brillenhämatom um das Auge; Rand glatt, wie gemalt; es verlangt Sie nach einer kalten Auflage

Quetschung

Hypericum D30
bei Bedarf

Nervenquetschung

Acidum carbolicum D6
alle 10 Minuten

durch stumpfe Gegenstände

Stichverletzung

• durch Skorpione

Scorpio C30
bei Bedarf

Stachel entfernen, Meersalz oder auch Kochsalz als Paste der Wunde auflegen (Hersteller: Stauffen-Pharma, Göppingen)

• durch Wassertiere

Ledum D30
1 x täglich

Stacheln entfernen, Wunde mit:

Calendula-Salbe
2 x täglich

einreiben und verbinden

Silicea D12
2 x täglich

wenn der Stachel abbricht, zurückbleibt, Wunde sich entzündet

Verwundungen

Calendula D4
3 x täglich

bei Risswunden durch Stacheldraht, Hundebisse usw.

Hamamelis D4
3 x täglich

bei Risswunde mit anhaltender, dunkler Blutung; die verletzten Teile fühlen sich wie gequetscht an

Acidum carbolicum D6
3 x täglich

Risswunde und Quetschung durch stumpfe Gegenstände, vor allem an den Finger- und Zehenspitzen

Staphisagria D3
3 x täglich

bei Schnittwunden, auch beim Operationsschnitt, falls Sie unterwegs notfällig unters Messer müssen

Bellis D3
3 x täglich

bei Schürfwunden; Arznei so lange verabreichen bis die Krusten abfallen; so hinterlassen Schürfungen keine Narben

Ledum D30
1 x täglich

bei Stichwunden, auch bei Insektenstichen, Spritzen, Spritzenabszess; kalte Auflage lindert; außer:

Scorpio C30
bei Bedarf

Skorpionstich; Stachel entfernen, Meersalz oder auch Kochsalz als Paste der Wunde auflegen (Hersteller: Stauffen-Pharma, Göppingen)

Ort der Verletzung

Augen

Aconitum D30
bei Bedarf

stumpfes Trauma; jede Verletzung durch einen stumpfen Gegenstand bedarf nicht wie gewöhnlich der Arnica, sondern dieser Arznei; der Schreck ist bei der Arzneiwahl höherwertig als die Verletzung selbst

Ort der Verletzung

Acidum sulfuricum D3 2-stündlich	Boxerauge; Rand ausgefranst, glasige Schwellung
Ledum D30 1 x täglich	Boxerauge; Rand glatt, wie gemalt; Verlangen nach einer kalten Auflage
Conium D6 3 x täglich	Linsenverletzung (mit evtl. anschließendem Katarakt)
Ledum D30 1 x täglich	Oberlidverletzung (mit evtl. anschließender Lidlähmung)

Bewegungsapparat

• Knochenbruch

Symphytum D4 3 x täglich	glatter Bruch; Arznei fördert Kallusbildung
Acidum carbolicum D6 3 x täglich	offener Bruch mit starker Verschorfung der Wunde
Bovista D6 3 x täglich	chronische Schwellung nach Fraktur; Gewebe eindrückbar
Strontium carbonicum D12 2 x täglich	chronische Schwellung nach Fraktur; Gewebe *nicht* eindrückbar

• Knochenhautverletzung

Ruta D3 3 x täglich	durch Prellungen, besonders am Schienbein oder bei Sehnenbeteiligung

• Meniskusverletzung

Petroleum D12 2 x täglich	absolute Ruhigstellung des Gelenks ist erforderlich! Arznei mindestens 6 Wochen lang einnehmen

Verletzungen

• Muskelriss

Arnica D30
2 x täglich
Schmerzen, Bluterguss, traumatische Entzündung

Calendula D4
3 x täglich
nach Arnica D30, falls die Schmerzen andauern

Bryonia D30
2 x täglich
sehr starke Schmerzen bei der geringsten Bewegung und Besserung durch Ruhigstellung

• Sehnenverletzung

Rhus tox D30
2 x täglich
Zerrung der Achillessehne, Entzündung der Kniescheibensehne

> **Beachte:**
> mit Arnica-Gel oder Ruta-Öl einreiben, bandagieren!

Symphytum D4
3 x täglich
Sehnenriss; Arznei zu gleichen Teilen mischen mit:

Ruta D3
3 x täglich
davon 20 Tropfen je Gabe; oder:

Anacardium D4
3 x täglich
falls nach dem Sehnenriss starke Schmerzen verharren

• Verrenkung, Verstauchung, Zerrung

Rhus tox D30
1 x täglich
Zerrung von Gelenkkapseln, Sehnen, Bändern; Arznei für Fußballer, Skifahrer, Skater, Tennisspieler, Tänzer usw., auch vorbeugend empfehlenswert, falls Ihnen das Malheur vertraut ist

Ort der Verletzung

Finger

Silicea D12
2 x täglich

Glassplitterverletzung ohne Eiterung

Hepar sulfuris D30
2 x täglich

Glassplitterverletzung mit Eiterung

Hypericum D30
bei Bedarf

einfache Quetschung; Schmerz lässt garantiert nach 10 Minuten nach!

Acidum carbolicum D6
stündlich

Quetschwunde mit Riss

Haut

• Blasen beim Wandern

Radler, Wildcamper und Wanderer sind der Natur am nächsten, atmen die Kraft der Schöpfung und spüren, wie der Schöpfergeist ihre Seele erfüllt. Damit dieser seltene Genuss nicht von Schmerzen getrübt wird, pflegen Sie Ihre Füße mit *Arnika-Gel* oder *Ruta-Öl*, mit Schafswollsocken und kurz geschnittenen Zehennägeln. Im Rucksack tragen Sie sicher schon *Tabacum D30* oder Traubenzuckerwürfel für den „*Spontanhypo*" (Unterzuckerung) mit sich, der sich mit Schwindel und Energieabfall bemerkbar macht. Bei heißem Wetter sollten Sie daran denken, Ihren Durst nur durch Quellwasser, mit einer Prise Salz versetzt, zu löschen. So gerüstet brauchen Sie die angeführten Arzneien wahrscheinlich nur für die Unvorbereiteten. Viel Freude!

Verletzungen

Allium cepa D30
bei Bedarf

Stechen, Brennen; sehr bewährt!

Cantharis D30
bei Bedarf

Brennen

Gut zu wissen

Blase nicht aufstechen, falls bereits offen, nicht die Haut abziehen, sie dient als Infektionsschutz; eiskalte Umschläge sind erlaubt.

• Quallenverletzung

Rhus tox D3
bei Bedarf

Jucken, Brennen, Bläschen, Fieber

Medusa D30
bei Bedarf

Brennen wie Feuer, Schürfwunden, Fieber

• Schürfwunden

Bellis D3
3 x täglich

bis zur Unterhaut aufgeschüft; Wunden heilen ohne Narben ab

• Verbrennung I. Grades

Legen Sie zuerst einen kalten und warmen Umschlag auf, um die Arznei besser unterscheiden zu können. Und vergessen Sie nicht, auch der Sonnenbrand und der Quallenbrand (Jellyfish, Meduse) entsprechen einer Verbrennung ersten und zweiten Grades.

Apis D30
3-stündlich

helle Röte, Hitze, stechendes Brennen, wässerige Schwellung; Kälte lindert

Aconitum D30
3-stündlich

helle Röte, trockene Hitze, flache Schwellung; Kälte lindert

Ort der Verletzung

Belladonna D30
3-stündlich

kräftig rot wie eine Tomate, flache Schwellung, Wärme lindert

Arnica D30
3-stündlich

Arznei nicht vergessen! Folge von Verletzung; Sie fühlen sich wie zerschlagen, sind höchst berührungsängstlich

• Verbrennung II. Grades

Rhus tox D30
3-stündlich

juckende Bläschen, kühler Umschlag tut gut; Sie verspüren viel Durst auf Kaltes und trinken viel

Cantharis D30
3-stündlich

brennende Blasen, kühler Umschlag tut gut

Arsenicum album D30
3-stündlich

brennende Bläschen, warmer Umschlag tut gut; Sie verspüren brennenden Durst, trinken aber nur wenig

• Verbrennung III. Grades

Calendula D4
stündlich

Blasen brechen auf

Causticum D30
2 x täglich

Wunde wie rohes Fleisch, schmerzt wie verätzt

Pyrogenium D30
1 x täglich

Wunde wie rohes Fleisch, beginnt zu stinken

Acidum carbolicum D6
3 x täglich

Geschwüre mit starker Verschorfung

• Verbrühen der Zunge

Eine Arznei für neugierige, übereilte Menschen, die nicht rasch genug ihr Ziel erreichen können.

Hamamelis D4
alle 10 Minuten

Lippen, Zunge, Mundschleimhaut verbrüht

Hirn-Schädel

• Gehirnerschütterung

Arnica D30
2 x täglich

rotes Aussehen; Gefühl, „alles ist zu hart", Verletzter möchte deshalb weich liegen, jede Erschütterung ist schmerzhaft

Opium D30
2 x täglich

bläulich gedunsenes Aussehen; Gefühl, „alles ist zu weich", Verletzter möchte deshalb hart liegen, Erschütterung ist *nicht* schmerzhaft

Hyoscyamus D30
2 x täglich

blasses Aussehen; Kopfweh mit Schwindel

Cicuta virosa D30
2 x täglich

epileptiforme Krämpfe während der Verletzung; der Verunglückte ist dabei bewusstlos; danach hat er keine Erinnerung an das Geschehen

• Hirnverletzung

Arnica D30
2 x täglich

Folge von Blutung; Kopfschmerz, Ängste

Hypericum D30
2 x täglich

Folge von Nervenquetschung; Verletzter jammert hypochondrisch

Stramonium D30
2 x täglich

Verletzter will aus dem Bett fliehen; rotes Aussehen

Hyoscyamus D30
2 x täglich

Verletzter will aus dem Bett fliehen; blasses Aussehen

Rippen

Bellis D3
3 x täglich

Prellung, Rippenbruch; Gefühl, „wie ein Schlag auf die Brust"; Arznei sehr bewährt!

Ranunculus bulbosus D30
1 x täglich

Nervenschmerzen nach einer Prellung halten an

Ort der Verletzung

Arnica D30 1 x täglich	Rippenfellentzündung nach einer Prellung mit blutigem Erguss

Wirbelsäule

• Rückenschmerz nach Verletzung

Arnica D30 2 x wöchentlich	Therapiebeginn, Arznei immer zuerst geben, 1 Woche lang; danach:
Hypericum D30 2 x wöchentlich	4 Wochen lang geben; bei Nichterfolg mit:
Natrium sulfuricum D12 2 x täglich	versuchen; ebenso 4 Wochen lang geben; Kur bedarfsweise wiederholen

• Schleudertrauma der Halswirbelsäule

Arnica D30 1 x täglich	Therapiebeginn, Arznei immer zuerst geben, 1 Woche lang; danach:
Hypericum D30 2 x wöchentlich	4 Wochen lang geben; danach:
Ruta D3 3 x täglich	4 Wochen lang geben

• Steißbeinschmerz nach Verletzung

Hypericum D30 1 x täglich	in der Folge von Nervenquetschung

Tetanus-Vorbeugung

Arnica D30 1 x täglich	bei jeder offenen Wunde diese Arznei verabreichen; außer:
Hypericum D30 1 x täglich	bei Quetschwunden oder Verletzungen der Finger, Zehen und Fußsohlen

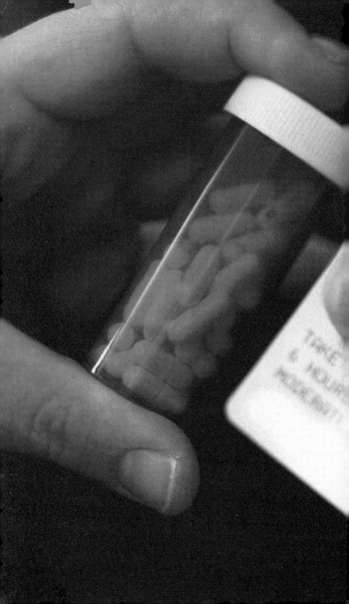

Notfälle

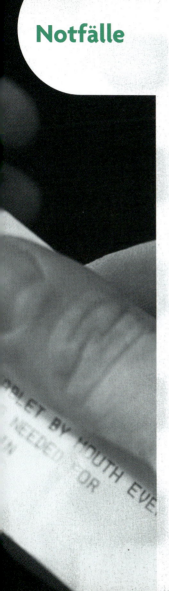

Freunde und Patienten erlebe ich, die sich mit einer Tragetasche voller Fläschchen auf den Weg machen. Natürlich ist es verständlich, dass pingelige Menschen etwas „für jede Eventualität eines möglichen Falles" mitschleppen. Diese Beruhigung sei ihnen gegönnt. Der Gelassenere unter Ihnen wird sich für die ihm mehr oder weniger bekannten Gegebenheiten seine Ration an Arzneien auslesen, sie in 1-Gramm-Fläschchen abpacken und entsprechend beschriften (→ *Gebrauchsanweisung*). Ihre Notfallarznei besorgen Sie in Tropfenform, damit Ihnen bei bedrohlicher Gegebenheit einige Tropfen hinter die Unterlippe geträufelt werden können!

Notfälle

Asthmaanfall

Sollten Sie an Asthma leiden, dann werden Sie sich sicherlich der Umstände (Modalitäten) bewusst sein, bei denen sich Ihr Leid verschlimmert. Für Ferienaufenthalte meiden Sie selbstredend entsprechende Gegenden und ziehen wohltuende Wetterlagen vor. Für alle Fälle jedoch, wählen Sie hierunter Ihre mögliche Arznei aus.

Aconitum D30 bei Bedarf	plötzlicher Beginn bei eckigen, trockenen, unruhigen, ängstlichen Menschen, die Kühle suchen
Belladonna D30 bei Bedarf	plötzlicher Beginn bei rundlichen, schwitzigen Menschen, die Wärme suchen
Ipecacuanha D4 stündlich	blasses Gesicht mit roten Wangen; grobblasiges Rasseln; anhaltende Übelkeit, saubere Zunge
Tartarus stibiatus D6 stündlich	blasses Gesicht; feinblasiges Rasseln; dick weiß belegte Zunge
Arsenicum album D30 bei Bedarf	bei nächtlichem Anfall, besonders um Mitternacht; Sie frieren, wickeln sich in Decken, aber Ihr Kopf muss frei bleiben und das Fenster geöffnet sein
Acidum hydrocyanicum D30 alle 10 Minuten	bei bedrohlichem Anfall nachts, eiskalte Schweiße, bläuliche Haut, blassblaue Lippen; Hals, Brust wie zugeschnürt; röchelnde Atmung

Bauchkolik

Belladonna D30
bei Bedarf

beugt sich rückwärts

Colocynthis D3
bei Bedarf

beugt sich vorwärts

Blinddarmentzündung

Bauchweh im Magenbereich, später im rechten Unterbauch mit Fieber, Übelkeit, Erbrechen; Abwehrspannung des Bauches, Druck- und Klopfschmerz, Loslassschmerz im rechten *und* linken Unterbauch, Temperaturdifferenz, unter dem Arm (axillär) und im After (rektal) gemessen, um mindestens 1°C. Derart äußert sich der akute, aber noch nicht operationsreife Blinddarm!

Aconitum D30
einmalig

Froststadium mit wenig Schmerz; Erkrankter sehr unruhig

Bryonia D30
stündlich

stechende Schmerzen bei der geringsten Bewegung; Erkrankter sehr durstig

Rhus tox D30
stündlich

beginnende Sepsis, geschwollen, berührungsempfindlich; Erkrankter sehr unruhig

Arsenicum album D30
stündlich

Schüttelfrost, hektische Unruhe, Brechdurchfall; Erkrankter hat wenig Durst; möchte warm zugedeckt sein

Lachesis D30
stündlich

ganzer Bauch empfindlich, sticht bis zum Rücken, in die Oberschenkel; Erkrankter liegt mit angezogenen Beinen im Bett

Echinacea D2
stündlich 20 Kügelchen

Blutvergiftung (septisches Fieber); Erkrankter sehr müde

Bluterbrechen

Bluten bedeutet immer ein dramatisches Geschehen. Bei Kindern tritt es selten auf und wenn, dann dürfte kein ersichtlicher Grund dahinter stecken. Erwachsene leiden in diesem Fall sicher an einem stressbedingten Magengeschwür, das bis zum Erbrechen langsam vor sich hin blutete. Eine der Arzneien wird die Dramatik drosseln. Dann entspannen Sie erst mal richtig ohne Aktionsplanung, faulenzen, gucken Löcher in die Luft und suchen erst zu Hause einen Facharzt auf.

Ipecacuanha D4
alle 10 Minuten

helles, reichliches Blut; große anhaltende Übelkeit

Phosphorus D30
alle 10 Minuten

helles Blut, vermischt mit Mageninhalt, schmerzloses Erbrechen

Hamamelis D
alle 10 Minuten

dunkles Blut; Bauch fühlt sich wie gequetscht an

Brechdurchfall

Betrachten Sie sowohl das Erbrechen als auch den Durchfall zunächst als Versuch des Körpers, sich von „Giften" zu befreien, was nicht behandlungsbedürftig ist. Hält der Zustand an, dann liegt der Verdacht auf eine Magen-Darmentzündung nahe, die sich mit einer der folgenden Arzneien beruhigen wird.

Brechdurchfall

Veratrum album D30
alle 10 Minuten

heftiges, reichliches, grünes Erbrechen, Sie trinken viel; Durchfall wie Reiswasser oder Spinat; Ihr Körper fühlt sich kalt-feucht an, Sie decken sich ab

Arsenicum album D30
alle 10 Minuten

ausgelöst durch zu kalte Speisen, durch Obst, Milch, Eis, verdorbene Nahrung; Sie erbrechen Säure, Galle ohne Erleichterung; entleeren wenig grünen Durchfall; schlimmer 0 bis 3 Uhr; Sie äußern viel Durst, trinken aber wenig, sind ruhelos, kalt-feucht und decken sich zu

Cuprum metallicum D30
alle 10 Minuten

Ihr Magen krampft, Sie würgen vergeblich, der Enddarm krampft, Sie krampfen überall; Ihr Gesicht färbt sich blau, die Haut bleibt trocken, Sie decken sich ab

Secale D30
alle 10 Minuten

Sie erbrechen Galle und Blut; wässriger, unverdauter Durchfall; Ihre Haut wird kalt, trocken, runzelig, Sie verfallen rasch, äußern großen Durst und decken sich ab

Iris D6
alle 10 Minuten

Erbrechen und Durchfall wässrig, gelb, grün, sauer; schlimmer morgens und von 14 bis 15 Uhr

Jatropha D30
alle 10 Minuten

zähes, eiweißartiges Erbrechen; eiweißartiger Durchfall wie Reiswasser, Sie kühlen rasch aus und krampfen überall

Kreosotum D6
alle 10 Minuten

Erbrechen unverdauter Nahrung lange nach dem Essen; wenn Erbrochenes wie Kaffeesatz aussieht: brechen Sie Ihre Wege ab und suchen einen Gastroenterologen auf!

Notfälle

Darmlähmung

Heftige Schmerzen, geblähter Bauch, Galle- und eventuell Stuhlerbrechen kündigen die Darmverschlingung (Ileus) an. Sollte es Ihnen nach 2 Stunden nicht spürbar besser gehen, dann auf ins Krankenhaus!

Opium D30
bei Bedarf

falls möglich, feuchtheiße Bauchwickel auflegen

Elektrounfall

Es gibt ja nichts, was nicht passieren könnte. Deshalb ist es beruhigend, dass die 3 folgenden Arzneien ohnedies zu Ihrer Standardausrüstung gehören.

Phosphorus D30
bei Bedarf

blasses Gesicht; Kribbeln, Zittern, Aufregung, Angst

Nux vomica D30
bei Bedarf

scheintot; starr, verkrampft, bewusstlos

Lachesis D30
bei Bedarf

blau verfärbtes Gesicht

Ertrinken, Erste Hilfe

Lachesis D30
einmalig

noch vor künstlicher Beatmung Nase und Lippen damit befeuchten

Gallenkolik

Alles beginnt irgendwann zum ersten Mal. Aber ausgerechnet ... unterwegs? Ja, das hatten wir schon!

Bryonia D30
bei Bedarf
ausgelöst durch Ärger über sich selbst; Schmerz schießt bei jeder Bewegung ein; Sie drücken dagegen

Colocynthis D30
bei Bedarf
ausgelöst durch Ärger über Unrecht, worüber Sie tobsüchtig werden können

Chamomilla D30
bei Bedarf
ausgelöst durch Ärger über alles; Sie sind hitzig, überempfindlich, wissen nicht, was Sie wollen

Ignatia D30
bei Bedarf
ausgelöst durch Kummer; Sie sind blass, überempfindlich, wissen nicht, was Sie wollen

Gichtanfall

Und danach heißt die Devise: geliebte alltägliche Dinge meiden wie Kaffee, Alkohol, Fleisch und Hülsenfrüchte. Gute Erholung!

Aconitum D30
bei Bedarf
Brennen oder Eiseskälte, Taubheit, einschießende, krampfende Schmerzen

Belladonna D30
bei Bedarf
nach Durchnässen, Wärme lindert

Arnica D30
bei Bedarf
überanstrengte Gelenke, rechte Großzehe, Kälte lindert

Bryonia D30
bei Bedarf
scharfe, stechende, schneidende Schmerzen bei geringster Bewegung

Harnverhaltung

Durch unten aufgeführte Auslöser ist die gefüllte Harnblase trotz heftigen Blasendranges und entsprechendem Druckschmerz nicht in der Lage, die Blase spontan zu entleeren. Vor dem üblichen Kathetern in der Klinik versuchen Sie es mit:

Aconitum D30
bei Bedarf

ausgelöst durch Angst, Ärger, Aufregung, Wind, Sturm, Wetterwechsel, Unterkühlung, Entzündung

Herzbeschwerden

Die Reaktionen unseres Herzens sind unvoraussagbar auf äußere oder innere Geschehnisse. Sie sind ja nicht nur in den Urlaub zum dringend nötigen Entspannen unterwegs, sondern auch beruflich mit allen Dringlichkeiten und Nöten. Also, packen Sie das Wichtigste für Sie ein.

mit großer Angst, rotes Gesicht

Aconitum D30
bei Bedarf

ausgelöst durch Angst, Aufregung, Ärger, Wind, Sturm, Gewitter, Wetterwechsel, Föhn, Zugluft; Anfall, Druck, Krampf, Rasen, Stolpern, Blutandrang, Übelkeit, Brechreiz

Arnica D30
bei Bedarf

kräftiger, gestauter, leicht verletzlicher, höchst berührungsempfindlicher Mensch; Herzenge auf der Straße

Aurum D30
bei Bedarf

untersetzter, gestauter, mächtig aufstrebender oder enttäuschter, tief melancholischer Ellbogenmensch; Herzenge in der Stille

Herzbeschwerden

mit großer Angst, blasses Gesicht

Tabacum D30
bei Bedarf

plötzlich totenelendes Gefühl mit Übelkeit und Brechreiz; Sie sind höchst schmerzempfindlich

Arsenicum album D30
bei Bedarf

wuchtiges Brennen ums Herz; noch größere Angst als bei Tabacum ergreift Sie, Sie frieren, zittern und bemerken Gefühllosigkeit der Glieder

Carbo vegetabilis D30
bei Bedarf

Erkrankter scheint bereits hinter den Tod entrückt, zeigt blaue Lippen

mit geringerer Angst

Meist verspüren Sie Druck und/oder Krampf, was Ihnen als Angina pectoris bekannt ist oder erstmalig bekannt gemacht wird. Sie ist immer von geringerer Angst begleitet als der plötzliche „Herzanfall".

Cactus D3
alle 10 Minuten

Herz wie von einer Eisenhand gepackt, die es am Schlagen hindert

zur linken Hand ziehend

Diese Empfindung begleiten nicht unbedingt primär Herzgeschichten, sondern ferner liegende Erkrankungen.

Kalmia D2
alle 10 Minuten 20 Kügelchen

scharf schießende Schmerzen zur Schulter hin; durch Medikamente unterdrücktes Rheuma?

Spigelia D4
alle 10 Minuten

scharf ziehende Schmerzen zum Rücken hin; Angina pectoris, Entzündung, Herzklappenfehler?

Cimicifuga D30 alle 10 Minuten	unterhalb der linken Brustwarze ausstrahlend; Muskelrheuma, Eierstöcke?

mit Taubheit im linken Arm

Hierbei liegen schon herznähere Gründe für diese Empfindungen zugrunde.

Aconitum D30 bei Bedarf	Prickeln in den Fingern; entzündlich, nervös?
Kalmia D2 alle 10 Minuten 20 Kügelchen	mit scharfen Schmerzen; Herz erweitert nach Rheuma?
Digitalis D3 alle 10 Minuten	mit langsamem Puls; Herzmuskelschwäche, Entzündung, Wassersucht?
Rhus tox D30 alle 10 Minuten	lahmer Arm; rheumatisch, überanstrengt?

mit Taubheit im rechten Arm

Selten, aber eben vorkommend! Dafür hält die Homöopathie nur eine Arznei zur rettenden Verfügung.

Phytolacca D4 alle 10 Minuten	Prickeln im Arm

mit Taubheit in der rechten Hand

Meist Frauen (aber nicht nur) werden von solcher Empfindung überfallen. Ihr Grund ist weniger im organischen als im nervösen Bereich zu suchen.

Lilium D12 alle 10 Minuten	Blutandrang zur Brust, Herzenge, Atemnot

bei Rauchern

Wenn es soweit kommen wird, sollten Sie ernsthaft erwägen, das Rauchen aufzugeben!

Convallaria D2 alle 10 Minuten 20 Kügelchen	Stiche, Stolpern; Gefühl, „als höre das Herz auf zu schlagen"
Latrodectus D6 alle 10 Minuten	heftiger Krampfschmerz, zur Achselhöhle ziehend, marmorierte Haut; Todesangst

Herzenge mit drückender Angst

Hier begegnet uns die ganz gewöhnliche Angina pectoris, die Ausdruck organischen oder nervösen Geschehens sein kann. Gut gewählt, vergeht Ihr krampfender Druck nach einer Gabe.

Arnica D30 bei Bedarf	rote Angst; Gefühl, „wie ein Elefantenfuß auf der Brust"
Vipera D30 bei Bedarf	blasse Angst; Gefühl, „Herz wie umschnürt"
Cactus D3 alle 10 Minuten	geringere Angst; Gefühl, „Herz wie von einer Faust gepackt"

Herzinfarkt

frisch

Wenig erfreulich, wenn dies unterwegs geschieht. Aber ein großes Warnsignal, endlich innezuhalten. Die Angst ist beim Infarkt führendes Zeichen der Arzneiwahl, die Sie mit den aufgeführten Arzneien bereits mildern, solange Sie den Notarztwagen sehnsüchtig herbeisehnen.

Crotalus D30
bei Bedarf

Angst vor Erstickung

Lachesis D30
bei Bedarf

Angst vor Beengung

Arnica D30
bei Bedarf

Angst vor Berührung

Aconitum D30
bei Bedarf

Angst vor dem Sterben

Arsenicum album D30
bei Bedarf

Angst vor dem Tod

Tabacum D30
bei Bedarf

Totenelendigkeit

Carbo vegetabilis D30
bei Bedarf

ringt mit dem Tod

Schwäche und Zittern danach

Meist bleibt es bei der zuerst gewählten Arznei. Wenn nicht, haben Sie hierunter die Wahl.

Argentum metallicum D30 bei Bedarf	Sie sind sehr aufgeregt
Veratrum album D30 bei Bedarf	Sie fühlen inneren Frost, wollen trotz eiskalter Haut nicht zugedeckt werden
Tabacum D30 bei Bedarf	Sie fühlen innere Hitze, wollen trotz eiskalter Haut nicht zugedeckt werden
Arsenicum album D30 bei Bedarf	Sie frieren, verlangen nach Wärme, sind von Unruhe und Schwäche ergriffen
Carbo vegetabilis D30 bei Bedarf	Sie fühlen sich äußerst schwach, kämpfen weiter mit dem Tod

Herzklopfen

Zu rasches Klopfen oder auch Herzrasen genannt, wird ausgelöst durch Ärger, Sorgen, Kummer oder auch organische Schäden am Herzen.

Aconitum D30 bei Bedarf	rotes Gesicht; plötzlicher Anfall, große Angst und Unruhe; bewegen Sie sich gemächlich und lassen sich von Ihren Lieben die Hand halten
Natrium muriaticum D30 bei Bedarf	blasses Gesicht; nächtlicher Anfall von 1 bis 3 Uhr, wobei Sie nicht so sehr aufgeregt sind wie bei Aconitum bedürftigen Anfällen

Notfälle

Hexenschuss

Einmal verdreht bei bekanntem „schwachen Kreuz", und schon ist's geschehen. Prüfen Sie Ihre Beweglichkeit und orientieren Sie an ihr die Wahl der Arznei.

Rhus tox D30
bei Bedarf

ausgelöst durch Überanstrengung; Schmerz wie verrenkt, schlimmer bei anfänglicher Bewegung

Calcium fluoratum D6
2-stündlich

schwache Knochen; Schmerz besser bei fortgesetzter Bewegung

Bryonia D30
bei Bedarf

schneidender Schmerz bei der geringsten Bewegung

Colocynthis D30
bei Bedarf

stechender, einschießender Nervenschmerz

Beachte

die beiden letzten Arzneien im Wechsel alle 15 Minuten genommen, sind sehr wirkungsvoll.

Hitzschlag

(→ *Allgemeines, Wetterbedingte Beschwerden, Sonnenstich*)

Natrium carbonicum D30
stündlich

dumpfer, schwerer Kopfschmerz; Sie sind ängstlich verstimmt

Belladonna D30
stündlich

Blutfülle zum Kopf, pulsierendes Stirnkopfweh, das zum Nacken zieht

Cantharis D30
stündlich

mit schwerem Sonnenbrand

Glonoinum D30
stündlich

mit Bewusstlosigkeit

Natrium sulfuricum D30
stündlich

mit Schwäche bei hoher Luftfeuchtigkeit

Kehlkopfschwellung (Glottisödem)

Das Glottisödem ist eine allergische Schwellung des Kehlkopfdeckels mit *Erstickungsgefahr*. Trotz aller Tragik seien Sie versichert, dass eine der drei Arzneien heilend eingreift und den Zustand für alle Beteiligten rasch entkrampft.

Sambucus D30
alle 10 Minuten

Sie atmen mit weit geöffnetem Mund; Ihr Kehlkopf krampft

Apis D30
alle 10 Minuten

Sie atmen mit weit geöffnetem Mund, als sei jeder Atemzug der letzte; Kehlkopf krampft *nicht*

Chlorum D30
alle 10 Minuten

Ihr Kehlkopf krampft plötzlich, die Ausatmung ist erschwert, kaltschweißig kollabieren Sie

Kruppanfall

Der Krupphusten ist ein plötzliches, mitternächtliches Geschehen vor allem bei Kleinkindern mit lebensbedrohlicher Dramatik, Atemnot, Halsenge, trockenem, blechernem Husten oder mit Giemen, Pfeifen und Atmen wie durch einen feuchten Schwamm. Gehen Sie

Notfälle

mit Mut, Geduld und Gelassenheit und ohne Kortikoide wie angegeben vor. Sie werden belohnt!

Aconitum D30
bei Bedarf

Anfall um Mitternacht, vorher Fieber nach Spaziergang in trockenem, kaltem Wind; Ihr Kind ringt plötzlich nach Atem; große Angst, große Unruhe, Enge, heiße Haut; Arznei immer am Anfang geben!

Ferrum phosphoricum D12
stündlich

Anfall um Mitternacht; weniger plötzlich beginnend, Ihr Kind ist weniger ängstlich

Veratrum viride D30
bei Bedarf

Anfall um Mitternacht; heftiger Beginn, Ihr Kind äußert *keine* Angst!

Spongia D4
alle 10 Minuten

Anfall vom Niederlegen bis Mitternacht; Ihr Kind giemt wie durch einen Schwamm, pfeift, droht zu ersticken; fasst sich mit der Hand an den Hals

Hepar sulfuris D30
bei Bedarf

Anfall gegen Morgen; Ihr Kind wurde heiser nach einem Spaziergang, feinblasiges Brodeln; warmes Trinken erleichtert

Lachesis D30
bei Bedarf

Anfall gegen Morgen; Ihr Kind schrickt aus dem Schlaf auf mit heftiger Erstickungsangst; heftiger Krampf in der Kehle, Hals wie zugeschnürt, äußerst berührungsempfindlich

Bromum D30
bei Bedarf

trockene Enge im Hals; kleine Schlucke kalten Wassers lindern; Ihr Kind verhält sich relativ ruhig

Jodum D30
bei Bedarf

Anfall durch lang anhaltendes, feuchtes Wetter ausgelöst; Kehle wie geschwollen, verschlossen; große Schlucke kalten Wassers lindern; Ihr Kind wird von hektischer Unruhe ergriffen; Arznei ist in allen Stadien angezeigt

Lungenembolie

Man muss schon irgendwo in den Venen Blutgerinnsel gespeichert haben, bevor es zu diesem dramatischen Ereignis kommt. Während Sie auf den Krankentransporter warten, behandeln Sie entsprechend der Erscheinungen.

Lachesis D30
bei Bedarf

plötzlich zerreißender Schmerz; blasses, kaltschweißiges Gesicht, Gefühl zu ersticken, Ohnmacht

Crotalus D30
bei Bedarf

hustet Blut

Carbo vegetabilis D30
bei Bedarf

blasses Gesicht, blaue Lippen; Kranker verlangt, dass Sie ihm frische Luft zufächeln

Tabacum D30
bei Bedarf

blasses Gesicht, Kranker fühlt sich sterbenselend, erbricht

Veratrum album D30
bei Bedarf

blasses, schweißbedecktes Gesicht, eiskalter Körper; Kranker verweigert trotzdem, warm zugedeckt zu werden

Nabelkolik

Vorwiegend eine kindliche Plage aufgrund von Angst, Ärger, Kummer oder von Frust infolge eines verweigerten Wunsches.

Belladonna D30
bei Bedarf

wellenförmiger Schmerz; Ihr Kind beugt sich zurück

Notfälle

Colocynthis D30
bei Bedarf

einschießender Schmerz; Ihr Kind krümmt sich, drückt sich die Faust in den Leib; Arznei im Wechsel verabreichen mit:

Magnesium phosphoricum D12
alle 10 Minuten

krampfender Schmerz; Ihr Kind krümmt sich, reibt sich den Bauch; Wärme und Bewegung erleichtern

Magnesium carbonicum D12
alle 10 Minuten

messerscharfer Schmerz; Ihr Kind beugt sich zurück, reibt sich den Bauch, geht auf und ab

Nierenkolik

Meist ist ja ein Stein die Ursache, aber ich habe auch anderes erlebt. Wenn Ihnen keine der Arzneien hilft, bleibt Ihnen nur die Facharzthilfe.

Belladonna D30
bei Bedarf

plötzliche, wellenförmig pulsierende Schmerzen; Sie beugen sich zurück

Colocynthis D30
bei Bedarf

stechende, einschießende Schmerzen; Sie krümmen sich; Arznei im Wechsel einnehmen mit:

Magnesium phosphoricum D12
alle 10 Minuten

krampfende Schmerzen; Sie krümmen sich, reiben sich den Bauch, lokale Wärme erleichtert

Beachte

Möglichst rasch ein heißes Vollbad nehmen, falls einzurichten: 2 Liter Tee trinken, danach Treppen steigen!

Ohnmacht, Kollaps, Schock

rotes Gesicht

Diese Art von „roter Ohnmacht" wird Ihnen weniger geläufig sein, weshalb Sie ihr aufmerksame Beachtung schenken mögen.

Aconitum D30
alle 10 Minuten

hellrotes Gesicht; drohender Kollaps; sehr ängstlicher, ruheloser Mensch

Arnica D30
alle 10 Minuten

kräftig rotes Gesicht; apathischer, schreckhafter Mensch

Gelsemium D30
alle 10 Minuten

tiefrotes Gesicht; apathischer, zittriger Mensch

Opium D30
alle 10 Minuten

dunkelrotes Gesicht; apathischer, ruhiger Mensch

blasses Gesicht

In der Eile wird Ihnen die erste Arznei immer dienlich sein. Vergessen Sie trotzdem nicht, sich oder den Ohnmächtigen flach und die Beine hoch zu legen.

Camphora D30
alle 10 Minuten

Ohnmächtiger plötzlich blau im Gesicht, eiskalter Körper, trockene Haut; will zugedeckt werden

Carbo vegetabilis D30
alle 10 Minuten

Ohnmächtiger verglimmt, zeigt blaue Lippen und Nasenspitze, trockene Haut; Blähbauch, Übelkeit, will zugedeckt werden

Tabacum D30
alle 10 Minuten

wie das Bild einer Nikotinvergiftung: Elendigkeit, Herzdruck, Gefühl, „als bliebe das Herz stehen"

Notfälle

Veratrum album D30
alle 10 Minuten

kalter Schweiß im Gesicht; Ohnmächtiger ruhig, will abgedeckt werden

Arsenicum album D30
alle 10 Minuten

kalter Schweiß im Gesicht; Ohnmächtiger ruhelos, will zugedeckt werden

Hyoscyamus D30
alle 10 Minuten

ausgelöst durch den Anblick oder das Hören von fließendem Wasser; Ohnmächtiger erregt, zuckt, Stuhl und Urin gehen unfreiwillig ab

Apis D30
alle 5 Minuten
2 Tropfen

anaphylaktischer Schock; Blutdruckabfall

Schreck, Schock

Letztlich sind diese Rubriken Auslösungen eines oft langwierigen Krankheitsprozesses; so auch der Schock, der Sie im Verhalten in allen Schichten Ihrer Person völlig verändern kann.

Aconitum D30
bei Bedarf

unruhig, panisch ängstlich aufgeregt

Arnica D30
bei Bedarf

regungslos, wie erschlagen

Opium D30
bei Bedarf

apathisch, erstarrt, Spucke bleibt Ihnen weg, Stuhl bleibt weg, Sie verstopfen total

Ignatia D30
bei Bedarf

aufgeregt, Sie wissen nicht, was Sie tun

Anhalonium D30
bei Bedarf

erregt, zittrig, aufgebracht

Hyoscyamus D30
bei Bedarf

erregt, Sie lachen, weinen, krampfen, fliehen

Nux moschata D30
bei Bedarf

stimmlos, sprachlos; es hat Ihnen die Sprache verschlagen

Verschlucken

Diese Arznei kann lebensrettend wirken! Sie sollte Bestandteil der dringlichsten Unterwegsversorgung sein.

Cicuta virosa D30
alle 5 Minuten

beim Essen, Gräte oder Sonstiges bleibt im Rachen stecken; Sie husten erbärmlich, laufen allmählich blau an und fallen in Ohnmacht

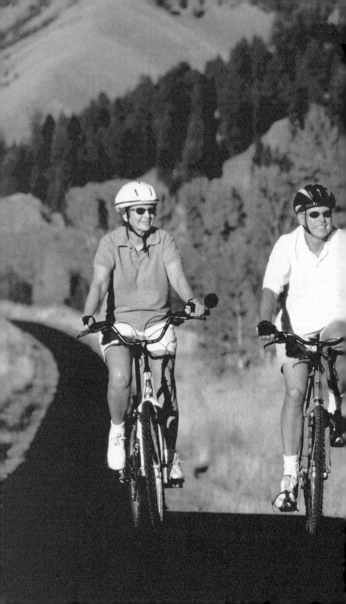

Allgemeines

Die Anregungen aus dem Kapitel → *Notfälle* gelten auch hier: Aussuchen der Arznei und in kleinen Portionen abpacken! Die Potenzen sind hoch genug gewählt, um mit wenigen Kügelchen unterwegs auszukommen. Wenn Sie allerdings Mitreisenden, Miturlaubern und Unterwegsbekanntschaften gleichermaßen einen doktor- und klinikfreien Aufenthalt bescheren möchten, dann bleibt es bei einer Tragetasche voller Fläschchen. Die Not macht uns zu Helden!

Allgemeines

Angst

(→ *Durchfall bei Angst, Erregung, Schreck*)

von Höhen hinunter zu schauen

Argentum nitricum D30
bei Bedarf

„Hochhaussyndrom", Tiefe zieht an, fährt in den Magen

Ferrum D30
bei Bedarf

von Brücken auf stehendes oder fließendes Wasser

vor einer Reise

Aconitum D30
bei Bedarf

plötzliche Angst, es könne etwas schiefgehen; Katastrophenpanik, Betroffener ruhelos

Argentum nitricum D30
bei Bedarf

Terminangst, könnte Flug, Zug, Straßenbahn verpassen; Betroffener hastig, ist trotzdem immer viel zu früh

Gelsemium D30
bei Bedarf

Reisefieber! ungerichtete Erwartungsangst; Betroffener zittrig aufgeregt, wie gelähmt in seinen Handlungen

Bryonia D30
1 x täglich morgens

1 Woche vor Abreise bei Sorgen des Betroffenen, sein Geschäft verlassen zu müssen; reagiert grantig

Blasenreizung junger Urlauber

Staphisagria D12
2 x täglich

für Frauen, die ungewohnt und zu häufig Venus spielen, was eine Reizblase zur Folge hat

Blutvergiftung

Das ist der berüchtigte rote Streifen unter der Haut mit Ursprung in einer schwelenden Wunde, häufig an den Händen, da dort die Verletzungsmöglichkeit am wahrscheinlichsten ist.

Lachesis D12
2 x täglich

kräftig roter Streifen

Bufo D12
2 x täglich

blauroter Streifen

Durchfall bei Angst, Erregung, Schreck

Diese Art von Durchfall ist definitiv nervös bedingt. Er ist uns noch aus Prüfungszeiten bekannt und tut sich jetzt bei Terminen, unangenehmen Ereignissen oder aufregenden Liebesrendezvous hervor.

Argentum nitricum D30
bei Bedarf

dünne, vertrocknete Menschen; Essen fällt zum After durch; wegspritzender Durchfall

Gelsemium D30
bei Bedarf

ausgelöst durch Schreck oder Angst vor Ereignissen; plötzlicher, gelber, durchscheinender Durchfall

Opium D30
bei Bedarf

dunkelrote, vor Schreck erstarrte Menschen, denen so ziemlich alles unfreiwillig in die Hose geht

---

Clematis D12
2 x täglich

für Männer, die ungewohnt häufig der Venus Opfer bringen; Reizblase und Nervenschmerzen im Genitalbereich

Veratrum album D30 bei Bedarf	blasse, kaltschweißige Menschen mit dem Gefühl zu vergehen, die trotzdem nach Kälte verlangen
Pulsatilla D30 bei Bedarf	liebreizende Mädchen und schüchterne Jungen; Aufregung bei Vorhaben

Erschöpfung

bei Bergsteigern, Skilangläufern, Abfahrtsläufern

Wer in den Bergen wandert, ist meist erfahren und weiß genau, welche Gefahren drohen und welche Arzneien deren Ausbruch vermeiden oder deren Folgen mildern. Unter den Skifahrern sind jedoch jährlich viele Neulinge, denen die Tücken des Schnees nicht vertraut sind. Mit den erwähnten Arzneien können Sie reichlich vorbeugen und sich und anderen helfen, während die Umstehenden am Hüttenabend ausschließlich darüber zu reden vermögen. Handeln zu dürfen, wo Handeln nötig wird, hinterlässt ein gutes Gefühl, über das wir nicht zu reden brauchen!

Arnica D30 stündlich	Anhäufung von Stoffwechselgiften; Milchsäure steigt, Blutzucker sinkt; zerschlagen, Puls und Atem beschleunigt, erhöhte Temperatur; Muskeln steif, schmerzen, krampfen; zusätzlich:
Strophanthus D30 bei Bedarf	bei schwerem Atem, schnellem Puls und Erregung

> **Beachte**
>
> Bergsteiger erst absteigen, dann ausruhen! Skilangläufer und Abfahrtsläufer erst ausruhen, dann abfahren! Alle 3 „Gattungen" viel Tee und Säfte zum Nierenspülen trinken!

Erschöpfung durch überschäumende Liebesspiele

Anacardium D30
1 x täglich

und – bitteschön! – mehr Zeit der Kultur und Kunst des Landes widmen!

Übermüdung des Fahrers

Senega D30
bei Bedarf

tränende, schmerzende Augen, wie geschwollen; reibt sie ständig

Ruta D30
bei Bedarf

überanstrengte Augen brennen wie Feuerbälle, jede Faser wie gereizt

Phosphorus D30
bei Bedarf

übermüdet, erschöpft, wird leichenblass

Nux moschata D30
bei Bedarf

gähnt, gebläht, rülpst

Essen

Während Geschäftsbesprechungen und Urlaubstagen erfreut sich neben Freizeitsport das Essen größter Beliebtheit. Jedem Wunsch wird heute Genüge getan: Dem Feinschmecker seine Intimlokale, dem Neugierigen die Straßenlokale, dem Selbstversorger die Bruzzelpfanne, dem

Spanienurlauber sein Sauerkraut. Währenddessen bleibt die „goldene Regel" unausgepackt im Koffer zurück: Endlich abspecken, was man sich zu Hause durch täglichen Frust rangefuttert hat! Das ist durch mäßigen Genuss der lokalen Essgewohnheiten durchaus möglich und erfolgreich. Sie vermeiden Unverträglichkeiten im Verdauungstrakt durch Stoffwechselstress und erreichen, was Sie eigentlich vorhatten: sich beim Essen erbaulich zu erholen!

Durchfall

• nach Alkoholgenuss

Nux vomica D30
bei Bedarf

frühmorgens mit häufigem Drang, Bauchkrämpfe besser nach Stuhl

• nach Bier

Kalium bichromicum D12
3-stündlich

morgens, dünn, schaumig, viel Drang

• nach Eis und kalten Getränken

Arsenicum album D30
bei Bedarf

sobald es im Magen erwärmt wird

Nux moschata D30
bei Bedarf

spärliche, schleimige Entleerung mit viel vergeblichem Drang

• nach Essen und Trinken

Rheum D30
bei Bedarf

Entleerung durch Bewegung nach dem Essen; Sie frieren dabei, die Darmkrämpfe danach halten an

Essen

Ferrum D30 bei Bedarf	Entleerung auch während der Mahlzeit; danach fühlen Sie sich erleichtert
Arsenicum album D30 bei Bedarf	Durchfall durch kalte Speisen, kalte Getränke; fortschreitende Schwäche schleicht sich ein
Aloe D6 stündlich	Entleerung mit Winden und Harn gleichzeitig; danach fühlen Sie sich erleichtert, aber allgemein schwach
Croton D4 stündlich	Durchfall mit Übelkeit und Erbrechen

• **nach dem Essen, unverdaute Speisen**

China D4 3 x täglich	und nachts; schleimige, grüne, schwarze, schmerzlose Entleerung mit Geruch wie verwest
Ferrum D30 1x täglich	und nachts; wässrige, schmerzlose, geruchlose Entleerung mit Blähungen
Arsenicum album D30 1x täglich	und nach Mitternacht; dunkle, schleimige, blutige, brennende Entleerung, Geruch wie verwest
Podophyllum D6 3 x täglich	und frühmorgens; reichliche, gelbe, wässrige, stinkende Entleerung mit mehliger Auflagerung

• **nach Fettem**

Pulsatilla D30 bei Bedarf	besonders nach Fett am Schweinefleisch, mag aber Butter

• **nach Fleischvergiftung, nach verdorbenem Essen**

Arsenicum album D30 stündlich	mit großer Übelkeit; schwächende, braune bis blutige, nächtliche Entleerung

Allgemeines

• nach Milch

Magnesium carbonicum D12
stündlich

Entleerung mit Koliken wie Messerschneiden; Sie gehen auf und ab und reiben sich den Bauch

Calcium carbonicum D30
bei Bedarf

und Erbrechen von weißen Gerinnseln

Sulfur D30
bei Bedarf

Sie mögen so gern Milch wie bei Calcium carbonicum, aber keine Eier

• nach Obst

Pulsatilla D30
bei Bedarf

wässrige, schleimige, ständig wechselnde Entleerungen

China D4
stündlich

vor allem nach sauren Kirschen

• nach Saurem

Antimonium crudum D30
bei Bedarf

trotz Verlangen nach Saurem

• nach Süßem

Argentum nitricum D30
bei Bedarf

trotz Verlangen nach Süßem, denn Sie naschen gern

Erbrechen, akut

Ipecacuanha D4
alle 10 Minuten

anhaltend; vor allem nach schwerem oder fettem Essen; saubere Zunge!

Antimonium crudum D30
stündlich

im Sommer, durch Magenüberfüllung, nach saurem Essen und Trinken; dick weiß belegte Zunge!

Essen

Aethusa D4
alle 10 Minuten

bei Kindern, die in hohem Bogen, große, grüne Gerinnsel von Milch erbrechen oder sich unmittelbar nach dem Essen entleeren

Phosphorus D30
stündlich

großer Durst auf Kaltes, das sofort wieder erbrochen wird

Iris D6
alle 10 Minuten

saures Erbrechen, das die Zähne stumpf macht

Kostumstellung in fremden Ländern, Klimawechsel

Okoubaka D2
3 x täglich 20 Kügelchen

leichte Verdauungsstörungen; Arznei auch vorbeugend 1 Woche vor Abreise einnehmen

Aloe D6
3 x täglich

explosionsartige Durchfälle mit Blähungen; Kollern und Rumpeln im Bauch; Windabgang mit Stuhlbeimengung beim Wasserlassen

Magenbeschwerden mit Kopfschmerz

Nux vomica D30
2 x täglich

Übersäuerung nach üppigem Feiern; Sodbrennen, saures Erbrechen, Verstopfung

Iris D6
alle 10 Minuten

Übersäuerung, galliges Erbrechen

Pulsatilla D30
2 x täglich

Übersäuerung, Speiseerbrechen nach deftigen Steaks, nach Kuchen, Eis; Völle, Aufstoßen, Übelkeit, Erbrechen

Bryonia D30
2 x täglich

Gefühl, wie ein Stein im Magen mit quälendem Durst, bitterem Aufstoßen, bitterem Erbrechen; die Leber drückt beim Durchatmen, bei der geringsten Bewegung

Antimonium crudum D30
2 x täglich

durch überfüllten Magen, nach „Fressattacken" mit Ekel vor Speisen; saures Erbrechen nach schweren Speisen, nach sauren Getränken, die Zunge ist weiß belegt

Nahrungsallergie

Die Allergie auf bestimmte Nahrungsmittel tobt sich in der Regel an Haut und Schleimhäuten aus in Form von einfacher → *Nesselsucht* bis zum Allergieschock oder als → *Kehlkopfschwellung*, Asthma und Magen-Darmstörungen (→ *Durchfall*), je nach Intensität der allergischen Bereitschaft. Behandeln Sie zunächst über die Unverträglichkeit der Speisen, bevor Sie – bei wiederholtem Geschehen – einen Fachmann aufsuchen.

Antimonium crudum D30
bei Bedarf

Saures

Arsenicum album D30
bei Bedarf

Saures, Roggenbrot

Pulsatilla D30
bei Bedarf

Saures, Fleisch

Calcium carbonicum D30
bei Bedarf

Milch, Eier, Süßes, Kuchen, Fleisch

Sulfur D30
bei Bedarf

Milch, Süßes, Fett

Nux vomica D30
bei Bedarf

Fett, Gewürze

Petroleum D30 bei Bedarf	Fett, Fleisch
Lycopodium D30 bei Bedarf	Süßes, Fleisch
Graphites D30 bei Bedarf	Süßes, Salz, Fleisch
Causticum D30 bei Bedarf	Süßes, frisches Fleisch, Geräuchertes
Natrium muriaticum D30 bei Bedarf	Fisch, Salz
Okoubaka D2 3 x täglich 20 Kügelchen	fremdländische Nahrung; leichte Verdauungsstörungen bis deftige Nesselsucht
Aloe D6 3 x täglich	fremdländische Nahrung; explosionsartige Durchfälle mit Blähungen; Kollern und Rumpeln im Bauch; Windabgang mit Stuhlbeimengung

Nahrungsvergiftung

(→ *Brucellosen*)

Gemeint ist darunter in erster Linie die Reaktion auf verdorbene Speisen, aber auch die Wirkung auf nicht vertraute Nahrungsmittel.

Arsenicum album D30 alle 10 Minuten	Brechdurchfall mit großer ängstlicher Unruhe, Schwäche
Cuprum arsenicosum D4 alle 5 Minuten	heftige krampfende, schneidende Bauchschmerzen und krampfartiges Erbrechen

Allgemeines

Belladonna D30
alle 10 Minuten

rotes Gesicht, trockene Schleimhäute, keine Ausscheidungen

Urtica D30
alle 10 Minuten

Nesselausschlag

Carbo vegetabilis D30
alle 10 Minuten

Beginn mit Zusammenschnürung des Halses; Schwindel, Taumel, Atemnot, Kollaps; Bauch aufgetrieben, Gesicht leichenblass, Lippen blau; der Leidende mag es, wenn Sie ihm Luft zufächeln!

Mercurius corrosivus D30
alle 10 Minuten

schwere Atemnot, blutiges Erbrechen, fortschreitende Lähmung (z. B. nach Roggen)

Stramonium D30
alle 10 Minuten

nach verdorbenen Kartoffeln; keine Schmerzen, großes Unbehagen, Betroffener macht seltsame Bewegungen

Bryonia D30
1 x täglich

zur Nachbehandlung der Vergiftung, wenn eine trockene Kehle, Verstopfung, Kopfweh und/oder starker Durst verharren

Acidum aceticum D6
3 x täglich

zur Nachbehandlung der Schwäche nach Vergiftung

Übelkeit mit Brechreiz

Nux vomica D30
bei Bedarf

morgens, nach Alkohol tags zuvor, bei verdorbenem Magen nach dem Essen

Ipecacuanha D4
3 x täglich

anhaltend, nach dem Essen, saubere Zunge

Tartarus stibiatus D6
3 x täglich

mit Angst; weiß belegte Zunge

Überessen

• **Neigung dazu**

Selbst für die unvernünftigen Eigenheiten menschlicher Natur schenkt uns die Homöopathie wohltuend regulierende Arzneien. Die Schöpfung lächelt, leidet aber trotzdem mit!

Nux vomica D30 bei Bedarf	Schlemmer, Durcheinanderesser; chronische Magenschleimhautentzündung
Antimonium crudum D30 bei Bedarf	chronische Magenschleimhautentzündung durch zu viel kaltes Essen
Bryonia D30 bei Bedarf	Sie essen wenig, aber oft, was Völle, Übelkeit und galliges Erbrechen von Speisen hervorrufen kann
Natrium carbonicum D30 bei Bedarf	Zuckerschlecker; Völle, Blähsucht, anhaltende Übelkeit
China D4 stündlich	Völle, Blähsucht, Kopfschmerz, hinfällige Schwäche, Appetitverlust
Carbo vegetabilis D30 bei Bedarf	Völle und Blähsucht drücken zum Herzen bis zur Atemnot

• **mit Kopfschmerz**

Nux moschata D30 bei Bedarf	schon nach geringen Nahrungsmengen; Sie werden schnell satt, sind enorm gebläht

• **mit Übelkeit und Erbrechen**

Ipecacuanha D4 stündlich	Überessen bei wenig Appetit, vor allem im Sommer; anhaltende Übelkeit, saubere Zunge

Allgemeines

Tartarus stibiatus D6
stündlich

dick weiß belegte Zunge; nach dem Erbrechen fühlen Sie sich wohler

Kalium bichromicum D12
stündlich

vor allem nach Fleisch (beachte Krebs!) mit Übelkeit und Brechreiz

• mit Ohnmacht

Und wie bei jeder Ohnmacht nicht vergessen: den Ohnmächtigen flach legen, seine Beine hoch halten!

Veratrum album D30
bei Bedarf

Übelkeit, Brechreiz, Durchfall; den Ohnmächtigen *nicht* warm zudecken

Tabacum D30
bei Bedarf

stärker als bei Veratrum album; der Ohnmächtige ist leichenblass, fühlt sich todelend; bitte *nicht* warm zudecken

Arsenicum album D30
bei Bedarf

vor allem nach verdorbenen Speisen; Übelkeit, Durchfall; den Ohnmächtigen warm zudecken

Völle, Blähung, Aufstoßen nach dem Essen

Da hilft nur eines: leichte, natürlichere Kost und weniger auf einmal zu sich nehmen. Inzwischen ziehen Sie Ihren Gürtel fest an oder lockern Sie Ihren Hosenbund, je nach Bedürfnis!

Argentum nitricum D30
bei Bedarf

Trommelbauch nach wenig Essen, Gegendrücken erleichtert, Aufstoßen nicht

Nux vomica D30 bei Bedarf	Magen schwer wie ein Stein, Druck ist unangenehm, vergebliches Aufstoßen
Carbo vegetabilis D30 bei Bedarf	alle Nahrung gärt, vor allem Fettes, Druck beengt, Aufstoßen erleichtert
Sulfur D30 bei Bedarf	aufgetriebener Magen nach wenig Essen, viel Säure klettert die Speiseröhre hoch

Fieber

Ausgerechnet unterwegs, höre ich Sie denken. Doch homöopathische Eltern verzweifeln nie! Und sollte es Sie selbst ereilen, dann hat die erzwungene Ruhe einen sinnigen Grund.

akut

Aconitum D30 einmalig	hellrotes Gesicht; trockene Haut, plötzlicher, heftiger Beginn; Erkrankter ist ängstlich, unruhig, stark durstig
Belladonna D30 bei Bedarf	rotes Gesicht; Erkrankter dampft schweißig, friert; ist benommen, ruhig, hat mäßigen Durst
Veratrum viride D30 bei Bedarf	rotes Gesicht; Kopf heiß, Glieder kalt und blassbläulich, Schweiß; Erkrankter hat *keine* Angst!
Apis D30 bei Bedarf	hellrotes, gedunsenes Gesicht, trockene Haut; Erkrankter ist unruhig, äußert stechende Schmerzen, hat keinen Durst
Ferrum phosphoricum D12 2 x täglich	hellrotes Gesicht; Herzklopfen, Blutandrang; Erkrankter bemerkt das Fieber nicht

Allgemeines

Chamomilla D30 bei Bedarf	eine Wange rot, die andere blass, heiße Kopfdecke; Kinder (meist, aber nicht nur) sind unleidlich, schreien schrill
Eupatorium perfoliatum D30 2 x täglich	rheumatisches Fieber, ausgelöst durch Unterkühlung; Muskeln und Gelenke fühlen sich wie geprügelt an
Mercurius solubilis D30 2 x täglich	schleichendes Fieber, stinkender Schweiß

septisch

Selten wird Sie dieses Fieberstadium plagen, wenn Sie dem Anfang mit einer gut gewählten Arznei kunstgerecht zu Leibe rückten.

Lachesis D30 bei Bedarf	rotes Gesicht, trockene Haut, viel Durst, später blass, Kollaps; starke Blutungsneigung
Crotalus D30 bei Bedarf	rotes Gesicht, trockene Haut, dann kollapsig
Arsenicum album D30 bei Bedarf	erst trockene Hitze, Blässe, dann kaltschweißig, leichenblass
Pyrogenium D30 stündlich	dunkelrotes Gesicht, trockene Hitze, mächtiges Frieren, dann Schüttelfrost, warmer Schweiß
China D4 stündlich	Arznei bei Schüttelfrost zusätzlich zu Pyrogenium geben; blasses Gesicht, bedrohlicher Verfall des Allgemeinzustandes

▊ Beachte

Blässe beim Fieber weist auf einen bedrohlichen Prozess hin!

Dreitagefieber

Oft verkannt ist diese gutartige Herpesinfektion, bevorzugt im 2. Lebenshalbjahr und im 2. Lebensjahr mit 3 Tagen hohem, kontinuierlichem Fieber, meist mit Fieberkrämpfen (→ *Fieberkrämpfe*), Unruhe und Bauchweh. Nach dem Fieberabfall erscheint ein bis zu 3 Tage dauernder, rötelnähnlicher, im Nacken beginnender Hautausschlag (*Exanthem*), der sich – bei allgemeinem Wohlbefinden – mit Aussparung des Gesichts rasch über den ganzen Körper ausbreitet.

Lachesis D30
1x täglich

kontinuierliches Fieber

Aconitum D30
1x täglich

hellrotes Exanthem wie Röteln; Ihr Kind ist unruhig, verlangt nach Kühle

Belladonna D30
1x täglich

kräftig rotes Exanthem wie Masern; Ihr Kind ist ergeben, verlangt nach Wärme oder:

Ferrum phosphoricum D12
2x täglich

hellrotes Exanthem; absolutes Wohlbefinden

Fieberkrämpfe

Sie treten in der Regel bei Kindern während *niedriger* Fieberstadien auf. Trotz elternängstigendem Verlauf, sollten Sie unbeirrt jeden Krampf arzneilich begleiten. Er wird sich allmählich auswachsen.

Belladonna D30
bei Bedarf

rotes Gesicht, funkelnde Augen, große Pupillen, starrer Blick; Ihr Kind ist verwirrt, verlangt nach Wärme

Allgemeines

Cuprum metallicum D30
bei Bedarf

blasses Gesicht; Zuckungen, Krämpfe am ganzen Körper, Kollaps, Kälte, blaue Lippen

Fliegen

Es ist erstaunlich, wie viel Menschen in den Urlaub fliegen, obwohl sie tausenderlei Ängste und Beschwerden äußern. Etwas muss eine magische Anziehungskraft besitzen, das über die Vernunft siegt: der Urlaubsort, das Gefühl des Jettens oder die Flucht vor dem Alltag. Das moderne Leben überfordert uns. Und doch vergessen wir, dass es der Mensch selbst ist, der die Forderungen erschafft und obendrein kompliziert. Deswegen nehmen unsere Arzneien an Wichtigkeit zu. Etwas zum Nachdenken, wenn angekommen. Guten Flug!

Angst vor dem Fliegen

Ignatia D30
1x abends zuvor und morgens

und eventuell 1 Stunde vor dem Start; unbegründete Angst

Cimicifuga D30
1x vor dem Start und bei Bedarf

Gefühl der Panik wegen Platzangst

Landen und Starten

Belladonna D30
1 Stunde vor Bedarf

Ohrendruck, Kopfdruck, Übelkeit

Chininum sulfuricum D30
1x je vorher

Ohrensausen

Borax D30
bei Bedarf

Angst vor der Landung; während der Abwärtsbewegung

Jet lag

Damit sind international Beschwerden durch die Zeitverschiebung bei Fernflügen gemeint.

Eupatorium perfoliatum D30
einmalig

Muskeln müde, steif, Knochen wie zerschlagen

Nux vomica D30
1x täglich

Schädel brummt wie verkatert, besonders bei Flügen mit der Sonne

Cocculus D12
1x täglich morgens

Schwindel durch Übernächtigung, besonders bei Flügen gegen die Sonne

Heimweh

Heimweh bedeutet nicht nur die Sehnsucht nach zu Hause, wenn wir in der Fremde sind, sondern auch das sehnsüchtige Verlangen, sich endlich irgendwo heimisch fühlen zu dürfen, eingebettet in die wohlige Sphäre der Familie als auch in die wohltuende Geborgenheit der Schöpfung. Wer von Heimweh zermürbt wird, der ist dem Urvertrauen sehr fern. Nur aus diesem Wissen verstehen Sie den Schmerz Ihrer Kinder oder Ihren eigenen.

Acidum phosphoricum D30
bei Bedarf

von Kummer erschöpfte Person, zieht sich zurück, liegt nur noch auf dem Bett

Allgemeines

Ignatia D30 bei Bedarf	Leidender seufzt und weint herzerweichend, weiß nicht mehr, was er soll noch will
Pulsatilla D30 bei Bedarf	rastloses, ratloses, müdes, trostsuchendes Kind; eher Mädchen
Natrium muriaticum D30 bei Bedarf	stilles, schweigendes, seufzendes Kind, weint im Alleinsein
Carbo animalis D30 bei Bedarf	Kind schweigt, verfällt, wird blass, bläulich
Capsicum D30 bei Bedarf	Kind mit roten Wangen, unterdrückt sein Weinen, verweigert das Essen

Heiserkeit

schmerzhaft

Causticum D30 bei Bedarf	wundes rauhes Kratzen bis zur Brustmitte; schlimmer morgens; kalt trinken lindert
Hepar sulfuris D30 bei Bedarf	durch trockenen, kalten Wind, durch Zugluft; trockene, wehe Kehle morgens
Ferrum phosphoricum D12 2-stündlich	Arznei rasch einsetzen; sie tonisiert die Stimmbandbreite und ist besonders für schlanke Sänger geeignet
Arum triphyllum D4 2-stündlich	Stimme rutscht plötzlich eine Oktave höher
Argentum metallicum D30 bei Bedarf	rauhes Brennen verändert die Stimmlage; im Hals sammelt sich loser Schleim wie Stärke

Graphites D30 bei Bedarf	beleibte, blasse Hobbysänger mit abendlich verschlimmerter Heiserkeit

schmerzlos

Carbo vegetabilis D30 1 x täglich abends	abendliche Stimmschwäche
Paris quadrifolia D4 3 x täglich	ausgelöst durch Erkältung; Räusperzwang

Höhenwechsel, zu rasch

Coca D30 stündlich	Höhenkoller bis ca. 2500 m Höhe; Ihr Kopf ist rauschartig benommen, Ihr Herz klopft und klemmt, Ihre Ohren sausen, ungerichtete ziellose Angst packt Sie
Coca D2 alle 15 Minuten 20 Kügelchen	Höhenkoller über ca. 2500 m Höhe; Arznei auch vorbeugend einnehmen
Arsenicum album D30 stündlich	anstatt Coca oder bei Lebensgefahr (Arznei alle 10 Minuten nehmen)
Sulfur D30 3-stündlich	Arznei nach Arsenicum album einnehmen, wenn die rauschartigen Beschwerden vorüber sind
Crataegus D2 alle 10 Minuten 20 Kügelchen	Sie fühlen sich matt, müde, zerschlagen, niedergeschlagen, ängstlich und reizbar; Kopf, Herz und Brust sind beklommen; das Herz pocht langsam und sein Rhythmus stolpert

Infektionen

(→ *Tropische Infektionen*)
Wenn Sie Ihren Hunger nach Aktivität, Kultur, Essen, Sport und Sex mäßigen, kommen Sie eventuell mit einer leichten Unterkühlungsgrippe durch den Urlaub. Und selbst diese nur aufgrund des häufigen Wetterwechsels oder der ständigen Temperaturwechsel von heißem Strand, kühlem Wasser, kalter Dusche und konditionierter Hotelzimmerluft. Versuchen Sie mal zu leben wie das einheimische Gastvolk, wozu unsere Jugend noch mit Begeisterung fähig ist, dann werden Sie an Leib und Seele gesunden oder erhalten Ihren gesunden Menschenverstand zurück. Keine mystische Anziehung von Bakterien wird Sie plagen!

Augenentzündung im Gebirge

Aconitum D30
bei Bedarf

ausgelöst durch zugige, kalte, trockene Luft oder durch Fremdkörper!

Belladonna D30
bei Bedarf

ausgelöst durch grelles Licht, grelle Sonne, durch Schnee reflektierte Sonne; Augen rot, heiß, weite Pupillen

Apis D30
bei Bedarf

rote, brennende, stechende Augen

Euphrasia D12
2 x täglich

Stechen, Brennen, Sandgefühl, Tränenfluss, Lichtscheue, Schwellung der Bindehaut, Schneeblindheit

Brucellosen

Bakterielle Lebensmittelvergiftung durch Brucellen, die durch Berührung mit Tieren oder deren Kot übertragen werden.

• Bang-Krankheit

In Mitteleuropa durch Rinder und Rinderprodukte übertragen, meist von Gastarbeitern oder Urlaubsrückkehrern eingeführt.

Bang D200 unspezifisches Fieber
1x monatlich

• Maltafieber

Im Mittelmeerraum durch Schafe, Ziege oder deren Produkte übertragen, vor allem in Ländern mit ausgeprägter Ziegenhaltung.

Arsenicum album wellenförmige Fieberschübe
D30
2 x täglich

Grippe, Auslösung

Aconitum D30 Zugluft
bei Bedarf

Belladonna D30 Entblößung
bei Bedarf

Dulcamara D30 Unterkühlung, Durchnässen
bei Bedarf

Rhus tox D30 Unterkühlung, Überanstrengung
bei Bedarf

Allgemeines

Nux vomica D30
bei Bedarf

trockene Kälte, Zugluft

Antimonium crudum D30
bei Bedarf

kalt baden an heißen Tagen

Gürtelrose (Herpes zoster)

Bläschenförmiger, halbseitiger Hautausschlag (Exanthem), in einem oder in mehreren Hautsegmenten mit Fieber und heftigen, neuralgischen Schmerzen auftretend. Dicht stehende, kleinere und größere, teilweise zusammenfließende (konfluierende) Bläschen mit wässrigem Inhalt, die krustig eintrocknen und innerhalb von 2 bis 3 Wochen abheilen.

Mezereum D6
2-stündlich

wellenartig bohrender Brennschmerz, wie verbrüht; nachts schlimmer

Rhus tox D30
2 x täglich

brennender Juckreiz; Kratzen, Wärme, Bewegung lindern; nachts schlimmer

Ranunculus bulbosus D30
2 x täglich

stechender, juckender Brennschmerz, Bläschen im Rippenbereich

Cantharis D30
2 x täglich

wütender Brennschmerz, große Blasen

Causticum D30
2 x täglich

ätzender Verbrennungsschmerz

Arsenicum album D30
2 x täglich

brüllender Brennschmerz nachts

Prunus spinosa D6 2-stündlich	im Augenbereich, Hornhaut und Regenbogenhaut entzündet; ganz üble Schmerzen

Hepatitis

Akute, fieberhafte, weltweit in warmen Ländern (Afrika, Vorderer Orient, Indien, östliche GUS-Staaten, Teile Chinas und Südamerika) endemisch verbreitete, durch Nahrungsmittel und Wasser (Hepatitis A) oder durch Blut (Hepatitis B) übertragene Virusinfektion (Hepatitis A selten, B am häufigsten, auch in Mittelmeerländern und Japan). Symptomatik sehr variabel, in der Regel: Gelbsucht mit vergrößerter, druckempfindlicher Leber, mit dunklem Urin und hellen Stühlen. Bei Kindern zu hohem Prozentsatz Krankheitsverlauf ohne Gelbsucht, nur Leberschwellung, Bauchweh, Mattigkeit und Müdigkeit. Ansteckungsfrei 4 Wochen nach Erkrankung. Langdauernde Genesungszeit (Rekonvaleszenz) (6 bis 8 Monate). Zu 90 % Ausheilung, in 10 % chronischer Verlauf bei Hepatitis B.

• **akut**

Phosphorus D30 1 x täglich	immer zusätzlich:
Carduus D4 3 x täglich	bei roten, runden, dicken, gutmütigen Menschen; oder:
Chelidonium D4 3 x täglich	bei blassen, dünnen, eingegangenen Menschen; oder:
Berberis D3 3 x täglich	bei fahlen, müden Menschen

> **Beachte**
>
> 3 Tage fasten, danach nur reife Papaya und/oder Joghurt bis zur Besserung verspeisen.

• septisch

Lachesis D30
1x täglich

heftige Leberschwellung

Crotalus D30
1x täglich

mit heftigen schwarzen Blutungen; „Kaffeesatzerbrechen"

• Vorbeugung

Natrium sulfuricum D30
1x wöchentlich

in Gebieten mit feuchtem, heißem, schwülem Klima

Chionanthus D30
1x wöchentlich

in Gebieten mit trockenem Klima oder in Sumpfgebieten

Hirnhautreizung (Meningismus, Genickstarre)

Steifer Nacken, Kopf nach hinten überstreckt wie bei Hirnhautentzündung. Akut auftretend bei Fieber, bei Infektionen, wofür uns folgende einzige Arznei hilfreich zur Seite steht.

Apis D30
2-stündlich

Genickstarre, trockenes Fieber; Betroffener durstlos, benommen, schreit schrill (cri encéphalique), fühlt sich heiß, deckt sich ab

Ohrentzündung

Aus dem Nasen-Rachen-Raum über die Tube aufsteigende, Absonderungen abgebende (exsudative) Entzündung des Mittelohrs, seltener nach Trommelfellriss.

Aconitum D30
einmalig

plötzliche, stechende, schneidende, wahnsinnige Schmerzen; schlimmer nachts, ausgelöst durch plötzlichen, äußeren Temperaturabfall, durch Zugluft, kalten Wind; dunkelrotes Trommelfell; Sie verlangen nach Kälte

Belladonna D30
einmalig

plötzlich wellenartig grabende, bohrende, rasende Schmerzen; schlimmer nachts; tiefrotes Trommelfell; Sie mögen Wärme

Chamomilla D30
einmalig

heftige Schmerzen, schlimmer nachts; kräftig rotes Trommelfell; höchst empfindliche, unleidliche, rote Wesen, die Kälte mögen

Beachte

Das waren die drei zu unterscheidenden Anfangsarzneien; meist schon ab dem 2. Entzündungstag fahren Sie fort mit:

Ferrum phosphoricum D12
2 x täglich

anfallsartige, klopfende, stechende Schmerzen, ausgelöst durch nasskaltes Wetter; blutrotes Trommelfell; blässliche Wesen

Pfeiffer'sches Drüsenfieber (Epstein-Barr-Virus)

Das akute Pfeiffer'sche Drüsenfieber tritt bei älteren Kindern und Jugendlichen auf. Krankheitsphänomene sind sehr vielgestaltig. Am bekanntesten ist die schwere Mandel- und Rachenentzündung mit ihren umschriebenen, grauweißen, graugelben, diphtherieähnlichen Belägen mit intensiver Rötung und Schwellung der

Allgemeines

umgebenden Schleimhaut. Orale Übertragung („kissing disease"). Inkubationszeit bei Kindern 10 Tage, bei Jugendlichen 30 bis 50 Tage nach dem infizierenden „Initialkuss". Die Infektionsstation wird Ihnen nicht erspart bleiben.

Lachesis D30
1 x täglich

glatte Zunge

Mercurius solubilis D30
1 x täglich

schmutzig belegte, geschwollene Zunge; graue Beläge, stinkender Atem

Mercurius corrosivus D30
1 x täglich

wie bei Mercurius solubilis, aber heftigst brennende Beläge

Mercurius cyanatus D30
1 x täglich

eitrige Beläge

Toxoplasmose

Durch rohe Eier und rohes Fleisch (Tartar, Carpaccio) oder Katzenkot („Katzenkratzkrankheit") hervorgerufene weitverbreitete akute und chronische Infektion. Lymphknotenschwellung am Hals mit nicht charakteristischem Fieber oder grippeähnliche Symptome und Halsschmerzen sind die ersten Symptome.

Umckaloabo D2
3 x täglich
20 Kügelchen

sehr bewährt!

Toxoplasmose M
einmalig

Arznei gelegentlich zusätzlich einsetzen

Tubenkatarrh, Ohr „wie zu"

Verschluss der Ohrtrompete durch Schwellung der Schleimhaut infolge Lymphdrüsenwucherung, Allergie, Entzündung, grippalen Infektes. Es findet sich ein Paukenerguss mit Druckgefühl, Schwerhörigkeit, Ohrgeräuschen und Schmerzen. Lassen Sie sich untersuchen, und fordern Sie die Beschreibung des Befundes ein.

Pulsatilla D30
1 x täglich

mildes Ohrsekret

Kalium sulfuricum D6
3 x täglich

weißes, klares Ohrsekret

Kalium chloratum D4
3 x täglich

weißes, zähes Ohrsekret; Trommelfell zurückgezogen mit weißen Auflagerungen

Hydrastis D6
3 x täglich

dickes, zähes Ohrsekret; Ohrgeräusche

Insekten und Parasiten

Bienenstich

Apis D30
stündlich

hellrote, wässrige, stechende Schwellung; Kühle lindert

Beachte

Johanniskrautöl (Hypericum-Öl) auf Haut schreckt Bienen ab! Auch beim anaphylaktischen Schock durch Bienenstich hilft immer Apis D30 alle 5 Minuten eine Gabe!

Krätze

Das sind winzige Milben (Spinnenart), die durch engen Hausrat oder Körperkontakt übertragen werden, sich rasch über Gänge in der Haut ausbreiten und durch immunbiologische Auseinandersetzung mit den Ausscheidungen der Milbe entsetzlich juckende, bläschenbehauptete Papeln bilden. Neben bewährten Hinweisen hierunter ist eine personenbezogene Behandlung dringend anzuraten.

Arsenicum album D30
1x täglich

juckendes Brennen, vor allem nachts; Haut blass, dünn; Ausschlag in winterlicher Kälte schlimmer

Psorinum D200
einmalig

Haut juckt heftig, ist fettig, schmutzig, welk; Ausschlag erscheint nur in winterlicher Kälte

Sulfur D30
1x täglich

Haut juckt hitzig, brennt, ist fettig, schmutzig; Ausschlag vor allem in sommerlichen Gefilden

Sepia D30
1x täglich

Haut juckt mäßig, ist schlaff, derb, wässrig welk; Ausschlag sommers wie winters

Läuse

Blutsaugende Insekten, die durch ihren Biss stark juckende Papeln an der Kopfhaut hervorrufen, nach Kratzen sich entzündend.

Sabadilla D30
3x täglich

auf die Zunge legen, gleichzeitig 2x täglich 20 Kügelchen in Wasser lösen und damit die Haare einnässen; beste Läuse-Arznei (auch bei Pflanzen anwendbar)

Insekten und Parasiten

Mückenstich

Die Stechmückenplage ist für jeden, der viel reist, eine abscheuliche Kontrabass-Beschäftigung bei abendlichen Gesprächen auf der Terrasse, am Meer oder gar beim Dinieren. Also, bevor Sie sich wieder über die von Seufzern begleitete verkniffene Gesichtsmuskelgymnastik Ihrer Miturlauber wundern, empfehlen Sie unsere mückenabstoßenden Heilmittel.

Ledum D30 bei Bedarf	als Folge von Stichverletzung verstanden; Kühle lindert
Lachesis D30 bei Bedarf	dunkelrote Umgebung des Stiches, drohende Blutvergiftung
Acidum carbolicum D6 stündlich	Bläschen, Eiter, Brennen, drohende Blutvergiftung
Staphisagria D12 1x täglich	Arznei morgens vorbeugend einnehmen; verhütet Tropenkrankheiten durch Stechmückenübertragung

Beachte

Zitronell-Öl auf Wattebausch und/oder Haut verjagt Stechmücken!

Wespenstich

Vespa crabro D30 bei Bedarf	das Gift der Wespe; Schwellung Rötung und Schmerzen wie bei Apis
Arsenicum album D30 stündlich	bei großer, ruheloser Hinfälligkeit

Lachesis D30
stündlich

bei Herzbeschwerden

 Beachte

Beim anaphylaktischen Schock durch Wespenstich hilft immer Apis D30 alle 5 Minuten eine Gabe!

Würmer, Kribbeln und Jucken im After

Cina D6
3 x täglich

nachts schlimmer; Befallener weist ungeordnete, clownhafte Ticks auf, es zupft sich überall, schielt, krampft

Spigelia D4
3 x täglich

Fadenwürmer (Oxyuren), die nachts aus dem After kriechen; Befallener klagt über Nabelkoliken (→ Nabelkoliken)

Marum verum D6
3 x täglich

Rundwürmer (Askariden); Arznei bei Polypenkindern mit Herbsterkältungen besonders wirksam

Cuprum oxydatum nigrum D4
3 x täglich

Arznei einsetzen, wenn die vorige Therapie ohne Einfluss bleibt; Befallener klagt über Bauchkrämpfe, grimassiert mit nervösen Ticks

Zeckenbiss

Apis D30
bei Bedarf

Arznei im Beginn verabreichen, solange die Schwellung schmerzt wie ein Bienenstich, der auf Kühles anspricht

Ledum D30
1x täglich

Arznei bei Biss verabreichen; ohne Schwellung

Lachesis D12 2 x täglich	Arznei erst einsetzen, wenn der Zeckenbiss dunkelrot wird und Blutvergiftung droht

> **Beachte**
>
> Alkoholflasche über Zecke stülpen und diese dann gegen den Uhrzeigersinn herausdrehen.

Kreuzschmerz, Ischias durch langes Sitzen

Bryonia D30 bei Bedarf	Stiche schießen ins Kreuz; Sie können sich nicht mehr bewegen; Arznei ist auch bei Gallenkolik angezeigt, ausgelöst durch Ärger, den Sie nur mit fletschenden Zähnen beantworten
Rhus tox D30 bei Bedarf	Steifigkeit im Kreuz; Sie rutschen unruhig hin und her; besser bei leichtem Auf- und Abgehen
Nux vomica D30 bei Bedarf	Kreuz verkrampft, ausgelöst durch leichte Aufregung über Verkehr und Insassen; Arznei auch bei Harnverhaltung angezeigt, wobei – falls durch Prostataleiden bereits bekannt – die Arznei vorbeugend zu empfehlen ist

Lärmbelastung unterwegs

Theridion D30 bei Bedarf	überempfindliches Gehör, Schwindel durch Lärm; vergessen Sie dazu nicht: Ohrstöpsel aus der Apotheke!

Allgemeines

Meeresluft, unverträglich

Natrium muriaticum D30
bei Bedarf

zu salzhaltige Meeresluft; Bronchitis, Asthma, Ekzem, Kopfschmerz

Natrium sulfuricum D30
bei Bedarf

zu feuchtwarme Meeresluft; Bronchitis, Asthma, Ekzem, Durchfall, Rheuma

Jodum D30
bei Bedarf

zu warme, jodhaltige Meeresluft am Strand; Bronchitis, Asthma, Erregung, Aufregung

Bromum D30
bei Bedarf

zu warme oder zu kalte Meeresluft, aber eine Bootsfahrt bessert; Katarrh, Unruhe

Muskelkater

Arnica D30
bei Bedarf

auch der Muskelkater ist eine Verletzung!

Muskelkrämpfe

Magnesium phosphoricum D12
1x täglich abends

wenn Sie nachts Ihre krampfende Wade umklammern und fest massieren müssen

Cuprum arsenicosum D4
1x täglich abends

wenn Sie nachts aus dem Bett springen und fest auf den kalten Boden auftreten müssen

Causticum D30
1x täglich abends

Zehenkrämpfe; Zehen nach unten gebogen

Cuprum metallicum D30
1x täglich abends

Zehenkrämpfe; Zehen nach oben gebogen; oder Wadenkrämpfe beim Wandern, Radfahren, Frei-

Nackensteife (durch lange Autofahrten)

Zincum metallicum D30
bei Bedarf

Nacken verkrampft, einschießende Stiche am 12. (letzten) Brustwirbel; Zeichen von Ermüdung!

Aconitum D30
bei Bedarf

Nervenschmerz in der Schulter durch Zugluft (offenes Fenster)

Nasenbluten

Wenn die Nasenschleimhaut nicht äußerlich oder innerlich verletzt wurde, dann erleben wir das Nasenbluten als spontanes Ereignis. Denken Sie daran, fest auf das nicht blutende Nasenloch zu drücken und den Kopf zurück zu legen!

bei Kindern

Arnica D30
alle 10 Minuten

ausgelöst durch Anstrengung, Verletzung, durch Popeln bei kräftigen, roten Kindern

Ferrum phosphoricum D12
alle 10 Minuten

hellrotes, gussweises Bluten bei blutarmen, blassen Kindern, die leicht erröten

Phosphorus D30
alle 10 Minuten

hellrotes Bluten, das bei blassen, zarten, hübschen Kindern ohne Anlass wiederkehrt

Allgemeines

Belladonna D30 alle 10 Minuten	rotes, pulsierendes Bluten bei rundlichen, roten Kindern
Hamamelis D4 alle 10 Minuten	dunkles Bluten mit Spannung und Druck in der Stirn

bei Heranwachsenden

Arnica D30 alle 10 Minuten	hellrotes, kräftiges Bluten bei Neigung zu Verletzungen (z. B. beim Sport) oder durch Nasepopeln
Phosphorus D30 alle 10 Minuten	hellrotes Bluten ohne ersichtlichen Grund bei blassen, hochgeschossenen, hübschen Jugendlichen
Trillium D6 alle 10 Minuten	helles oder dunkles, klumpiges Bluten mit allgemeiner Kälte, schwachem Puls und Ohnmachtsgefühl; bei Wiederholung einen Internisten konsultieren!
Bryonia D30 alle 10 Minuten	dunkles, passives Bluten mit Kopfschmerzen; eventuell Nasenbluten anstatt Periodenblutung
Pulsatilla D30 alle 10 Minuten	dickes, klumpiges Blut bei lieben Mädchen mit wechselhafter Periode
Crocus D30 alle 10 Minuten	schwarzes Blut, zäh wie Teer, bei hysterischen Mädchen (und klimakterischen Frauen)

Nesselsucht, Quaddeln

Sie finden hier nur eine Auswahl aus dem großen Gebiet der Allergien, jedoch genügend, um unterwegs zu handeln.

Aconitum D30 bei Bedarf	akuter, plötzlicher, heftiger Ausschlag; Kühle lindert

Nesselsucht, Quaddeln

Bellis D30 bei Bedarf	juckender, brennender, beißender Ausschlag; schlimmer nach warmem Bad
Apis D30 bei Bedarf	Ausschlag erscheint allmählich, sticht, brennt mit trockenem Fieber ohne Durst; Kühle lindert; auch bei Nesselsucht durch Nesseln oder Gras
Histaminum hydrochloricum D30 bei Bedarf	Ausschlag erscheint an den Kratzstellen, juckt wechselhaft; bestes Antihistaminikum!
Urtica D30 bei Bedarf	Ausschlag juckt, brennt; ausgelöst durch Seefischgenuss, durch Insektenstiche, durch Nesseln oder Gras; Wärme lindert
Arsenicum album D30 bei Bedarf	Ausschlag brennt; ausgelöst durch Eiweißgenuss; Wärme lindert
Okoubaka D2 stündlich 20 Kügelchen	Nahrungsmittelallergie, vor allem auf Reisen in fremden Ländern
Dulcamara D30 bei Bedarf	Ausschlag juckt wie Flohstiche, bedeckt den ganzen Körper; ausgelöst durch feuchte Kälte
Natrium muriaticum D30 bei Bedarf	ausgelöst durch trockene Kälte
Pulsatilla D30 bei Bedarf	ausgelöst durch Katzenhaare (meist bei Katzenmutter)
Sabadilla D30 bei Bedarf	ausgelöst durch Konservierungsmittel; Schwellungen an Haut, Schleimhäuten und im Gehirn

Ohrenschmerzen (durch Skifahren)

Dulcamara D30
2 x täglich

bei feuchtkalter Witterung

Hepar sulfuris D30
2 x täglich

bei trockenkalter Witterung

Platzangst

Cimicifuga D30
bei Bedarf

im Flugzeug, in der Eisenbahn; Gefühl der Panik

Pubertierende Jugend

Übelkeit des jungen Sohnes nach urlaubsüblichen Liebesspielen

Acidum phosphoricum D30
bei Bedarf

durch Verlust von Körpersäften erschöpfter, durch zu hohe Erwartungen enttäuschter Jüngling; wie wär's mit Schachspielen

Verliebte Schwärmerei der jungen Tochter

Ignatia D30
1 x täglich

rettet die Urlaubsstimmung der Familie

Radtour-Beschwerden

Unsere Jugend hat in der Regel genügend körperliche Kondition, um sich beschwerdefrei in den Sattel zu schwingen und um seelisch entspannt und kostensparend die Welt zu erobern. Schlafsack und das Kapitel *Wetter* nicht vergessen! Ältere Menschen sollten sich vortrainieren, ihren Hausarzt konsultieren, gegebenenfalls die Pedalen mäßig betätigen und die folgenden Arzneien beachten. Guten Tritt!

Arnica D30 bei Bedarf	Muskelkater, Radsturz
Cuprum metallicum D30 bei Bedarf	Muskelkrämpfe
Calendula-Salbe bei Bedarf	den empfindlichen Hintern damit einreiben
Rhus tox D30 bei Bedarf	Achillessehnen überanstrengt, verrenkt, entzündet
Secale D30 bei Bedarf	taube Zehen durch Unterkühlung

Reisekrankheit

Autofahrt, Busausflug, Eisenbahnreise (Zugfahrt) und Flugreise oder Fähre, Schiffsausflug und Kreuzfahrt, nichts ist so niederschmetternd, jämmerlich und situationsverderbend wie die Reisekrankheit mit ihrem Schwindel, ihrer Übelkeit. Nehmen Sie chemische Mittel (Antihistaminika), dann sind Sie für den Rest des Tages dusselig und müde, nehmen Sie rundweg nichts, dann mögen Sie sich im Sessel oder auf Schiffsdeck im Liegestuhl verkriechen und kleine Schlucke Champagner süffeln. Das hilft auch. Nur nach einer Weile sind Sie ebenso dusselig und müde wie durch chemische Mittel. Setzen Sie sich vorsorglich in Fahrtrichtung auf einen Mittelgangplatz und nehmen Sie Ihre Arznei, bevor Sie Ihr Transportmittel besteigen. Hoffen wir, dass der Wunsch nach Wohlbefinden auch den Hartnäckigsten von unseren vorbeugenden, rasch helfenden und nebenwirkungsfreien Arzneien überzeugt. Gute Reise, guten Flug, Schiff ahoi!

Cocculus D12
stündlich

im Auto, im Flugzeug, in der Eisenbahn, auf dem Schiff; Schwindel beim Kopfheben durch kurvenreiche Strecken, durch das Schlingern des Schiffes; besonders nach vorheriger Übermüdung, Erbrechen im Schwall; Tipp: halten Sie Kopf und Körper ruhig, am besten flach hinlegen!

Petroleum D30
bei Bedarf

im Auto, im Flugzeug; Übelkeit durch Berg- und Talfahrten, bei Turbulenzen; Sie würgen elendig, etwas Essen lindert

Arsenicum album D30
stündlich

im Auto; würgt sterbenselend

Calcium carbonicum D30
bei Bedarf

im Auto, in der Eisenbahn; Schwindel, Krankheitsgefühl

Hyoscyamus D30
bei Bedarf

im Auto; aufgeregt, geschwätzig, verstimmt, beleidigt

Tabacum D30
bei Bedarf

Drehschwindel in der Eisenbahn durch Erschütterung, Auf- und Abschwindel auf dem Schiff durch das Stampfen des Bugs, vor allem im zu warmen Abteil oder Schiffsraum; würgendes Erbrechen, blassblaue Lippen; Tipp: Fenster öffnen, Augen schließen

Nux vomica D30 bei Bedarf	im Flugzeug; Brechreiz durch Schwindel wie betrunken, vor allem nach Essen und Ärger
Argentum nitricum D30 bei Bedarf	im Skilift; Magen hebt sich oder senkt sich
Borax D30 bei Bedarf	Angst bei jeder Abwärtsbewegung

Schiefhals

Verkrampfung des seitlichen Halsmuskels infolge akuter Auslösungen mit zwanghafter Schräghaltung des Kopfes, zur erkrankten Seite geneigt, zur gesunden gedreht.

Phosphorus D30 1x täglich	Krampf nach Verlegen während des Schlafes; kühle Auflage lindert
Belladonna D30 1x täglich	plötzlicher Krampf, ausgelöst durch Nasswerden des Kopfes (Regen, Frisör, Haarewaschen); warme Auflage lindert

Sodbrennen mit saurem Aufstoßen

Begleitbeschwerde einer Modegastritis durch Leistungsdruck und Alltagsstress. Fragen Sie sich, ob Sie nicht selbstgestricktes Opfer der Forderungen Ihrer Umwelt sind, was zu ändern wäre. Denn wenn wir Lebenssäfte nach außen verlieren, werden wir innen starrer.

Nux vomica D30 bei Bedarf	falls Sie „Mittelmanagementstress" durch Beruf, Ehepartner oder Familie ausgesetzt sind

	und infolgedessen Sie sauer auf sich und die Welt geworden sind
Bismutum subnitricum D12 2 x täglich	falls obendrein Ihr Magen bis zum Rücken, zu den Schulterblättern krampft und Rückbeugen erleichtert
Natrium carbonicum D30 bei Bedarf	falls Sie obendrein nach dem Essen ängstlich verstimmt sind
Robinia D12 1x täglich	falls obendrein die Säure nach dem Essen wie zum Bersten in den Mund aufsteigt, so dass Ihre Zähne davon stumpf und sauer werden
Phosphorus D30 bei Bedarf	falls die Säure und das Brennen Sie nächtens plagt, so dass Sie aufstehen, essen und kalt trinken

Beachte

Die akute Gastritis verträgt Kaltes, die chronische nicht mehr!

Tropische Infektionen

Tropenreisende wohnen gewöhnlich in international gekühlten Hotels mit westlicher Küche. Das ist ganz und gar gegen den Sinn der Anpassungsfähigkeit unseres Körpers. Denn gelegentlich müssen Sie das Hotel verlassen und setzen sich mehr Temperaturschwankungen aus, als sie im dortigen Land üblich sind. Die Folgen sind hartnäckige Nebenhöhlenentzündungen, Bronchitis und Nierenschmerzen. Auch die Folgen westlicher Küche in tropischen Ländern endet mit raschem Durchfall und reichlich schwarzem

Teegenuss. Dann sind Sie so sehr in Ihrer Körperlichkeit behindert, dass Sie am liebsten abreisen möchten. Das muss aber nicht sein, wenn Sie einige Hinweise einigermaßen befolgen: Meiden Sie Zucker, Süßes, Frischmilch und unreife Mango (Ruhrgefahr); trinken Sie viel Limonensaft und andere frisch gepresste Obstsäfte, an heißen Tagen um eine Prise Salz bereichert. Essen Sie, was landesüblich ist, schauen Sie dem Volk in den Kochtopf oder speisen Sie in einheimischen Restaurants, wobei Sie die Hauptmahlzeit auf abends verlegen. Grüner Chili (Cayenne-Pfeffer), der bereits auf allen Restauranttischen steht, ist eine Labsal für Kreislauf und Verdauung, wenn Sie ihn unter die Speisen mischen. Dazwischen oder anstatt einer Mahlzeit führen Sie sich frisches einheimisches Obst zu, vor allem Melonen (nur eine Sorte auf einmal!). Körnerfutter, Müsli oder sonstige häusliche Angewohnheiten lassen Sie zu Hause! Vor den Folgen der Sonne schützen Sie sich unter anderem mit orangefarbener oder orange gestreifter Kleidung. Orange weist hautgefährdende Sonnenstrahlen ab. Guten Aufenthalt!

Amöbenruhr (Bakterienruhr)

Die drei schlimmsten Durchfallerkrankungen (Ruhr, Cholera, Typhus), die früher auch in westlichen Ländern wüteten, haben sich eher in die Tropen zurückgezogen, wo sie in Zeiten von Hungersnöten und wegen schlechter hygienischer Verhältnisse oft unbenannt grassieren.

Die *toxische Bakterienruhr* (Shigella) beginnt plötzlich mit hohem Fieber und raschem Verfall, ganz besonders bei Säuglingen und Kleinkindern. Die *Amöbenruhr* (Protozoen) entwickelt sich langsam mit geringem Fieber. Beide Formen produzieren ähnliche Stuhlbeschaffenheit, mit Neigung zu chronischem Verlauf oder zu erneutem Aufflammen. Übertragung durch Stuhlgang und über den Mund bei eher unhygienischen Verhältnissen. Sollten die Ihnen angegebenen Arzneien nicht zutreffen, studieren Sie unter Durchfall (→ Durchfall).

• akut

Cantharis D30
stündlich

ausgelöst durch verunreinigtes Trinkwasser; Durchfälle und Leibschmerzen; weiße, blutige, schleimige Schabsel als Entleerungen; heftiger Dauerkrümmkrampf

Colocynthis D30
stündlich

blutige, schleimige Entleerungen; Krümmkrämpfe nur während des Stuhls

Colchicum D30
stündlich

wässrige, blutige Entleerungen; Blähbauch, Kolik und Afterkrampf nach der Entleerung

• fortgeschritten

Arsenicum album D30
3-stündlich

wenige, unverdaute, schleimige, blutige Entleerungen; Durst auf kleine Schlucke, ruhelos

Mercurius corrosivus D30
3-stündlich

blutige, wundmachende, anstrengende Entleerungen; messerscharfe Krämpfe, Gefühl „nie fertig" zu sein

Sulfur D30
3-stündlich

plötzliche, spärliche, wässrige, blutige Entleerungen frühmorgens; Dauerkrämpfe

Nux vomica D30
3-stündlich

häufiger Drang; Krämpfe besser nach Stuhl

Tropische Infektionen

Rhus tox D30 3-stündlich	wässrige, aashaft stinkende Entleerungen; heftige Schmerzen ziehen bis in die Oberschenkel hinunter
Lachesis D30 3-stündlich	stinkend, dunkelblutige Entleerungen; Afterkrampf
Baptisia D30 3-stündlich	stinkende Entleerungen; hinfälliger Zustand, Krämpfe ohne Schmerz

Cholera, akut

Akute, durch Vibrionen in verseuchtem Trinkwasser verursachte Infektion, die durch plötzliches Auftreten, reichlich wässrige Dünndarmstühle (Reiswasserdurchfall), Erbrechen und rasche Austrocknung gekennzeichnet ist: Kollaps, Übersäuerung, Krämpfe, spärlicher Harn bei gestörter Nierenfunktion, Herzrhythmusstörungen, Bewusstlosigkeit, Koma. Wegen Austrocknung ist eine Klinikeinweisung anzuraten, während Sie gleichzeitig wie angegeben behandeln:

Sulfur D30 stündlich	Arznei so lange einsetzen, bis der Schweiß kommt, sie unterbricht den Krankheitsprozess
Veratrum album D30 alle 15 Minuten	Reiswasser oder Spinatstühle, gleichzeitig Erbrechen; Vergehen während, Ohnmacht nachher, schneidende Krämpfe vorher, blaues Gesicht, kalter Schweiß, kalte Körperoberfläche, inneres Brennen, Erkrankter deckt sich ab
Arsenicum album D30 alle 15 Minuten	spärliche, braungelbe, grüne Entleerungen; Erkrankter äußert Durst auf kleine Schlucke warmer Getränke, ist von ruheloser Angst getrieben, deckt sich zu

Allgemeines

Cuprum metallicum D30
alle 15 Minuten

Krämpfe überall, Trockenheit und Blaufärbung der Haut, Erkrankter würgt vergeblich

Jatropha D30
alle 15 Minuten

zähes, eiweißartiges Erbrechen; Krämpfe, Kältegefühl

Camphora D30
alle 5 Minuten

Erkrankter wird plötzlich kraftlos, blau, eiskalt, trocken, steif, quiekt, vom Magen steigt Brennen auf, Zunge kalt, Kollaps; den Erkrankten *nicht* zudecken

Dengue-Fieber (Siebentagefieber)

Akute fieberhafte, durch Dengue-Virus von Aëdesfliegen übertragene, in den Tropen und Subtropen sehr gefürchtete Infektion mit biphasischer Verlaufsform.

• akut

Eupatorium perfoliatum D30
2 x täglich

Serumtyp 1 bis 3; akutes hohes Fieber, Muskeln und Knochen wie zerschlagen (engl.: break-bone fever); Fieberrücklauf spätestens am 3. Tag; 3. bis 5. Tag eventuell masern- oder scharlachähnlicher Ausschlag

Crotalus D30
2 x täglich

Serumtyp 2 bis 4 (hämorrhagisch; Sterblichkeit um 50 %); ab 7. Tag wieder Fieber, Blutungen aus allen Körperöffnungen (und in allen Organen)

• Vorbeugung

Staphisagria D12
1 x täglich morgens

Arznei schützt vor Stichen der Aëdes-Mücke

Filariose (Wuchereria, Brugia, Loa loa)

In tropischen und subtropischen Gebieten durch Hautwürmer (Filarien), deren Larven durch Insekten übertragen werden, auftretendes Fieber und immer wiederkehrende Lymphdrüsenschwellungen. In späteren Stadien verstopfen die abgestorbenen Hautwürmer die Lymphgefäße und verursachen Gewebsschwellungen ab dem Unterkörper (Genitale, Beine).

Gut zu wissen

Grüner Chili hält die Hautwürmer fern oder verjagt sie!

Hydrocotyle D6
3 x täglich

bei weichen Gewebsschwellungen (Elephantiasis arabum)

Silicea D30
1 x täglich

bei verhärteten Gewebsschwellungen

Gelbfieber

Akute, virale Infektion der Tropen südlich der Sahara, Mittel- und Südamerika mit plötzlich hohem Fieberanstieg. Übertragung durch die Stechmücke Aëdes, von Affen zu Mensch (Urwaldgebiete) und von Mensch zu Mensch (urbane Gegenden). Schwere Allgemeinsymptome wie Kopfweh, Gliederschmerzen *(Eupatorium perfoliatum D30 → Grippe, tropisch)*, Übelkeit, Erbrechen. Nach kurzer Erholung wieder Fieberanstieg mit toxischem Verlauf: Leberschwellung mit Gelbsucht, Nierenbeteiligung, Kollaps, Gefäßschädigung, die zu Bluterbrechen oder zur Darmblutung führt. Durch die homöopathische Arznei vermeiden Sie das toxische Stadium und damit eine Sterblichkeitsrate von cirka 10 %.

• akut

Aconitum D30 3-stündlich	plötzlich hohes, trockenes Fieber, Frost, springender Puls; Erkrankter ruhelos
Gelsemium D30 3-stündlich	dunkelrotes Gesicht, Bandkopfschmerz; Erkrankter dumpf, benommen
Belladonna D30 3-stündlich	purpurrotes Gesicht, schwere pulsierende Kopfschmerzen; Erkrankter dampft feucht
Bryonia D30 3-stündlich	Arznei nach Aconitum einsetzen; hohes Fieber; Erkrankter fühlt sich übel, erbricht bei der geringsten Bewegung
Ipecacuanha D4 alle 10 Minuten	Erbrechen in den ersten Stadien bei sauberer Zunge und ständiger Übelkeit
Camphora D30 alle 15 Minuten	Kälte des ganzen Körpers, Kollaps

• spätere Stadien

Arsenicum album D30 3-stündlich	anhaltendes, schwarzes, blutiges Erbrechen; gelbes Gesicht, Brennen überall
Lachesis D30 3-stündlich	Erbrechen mit empfindlichem Bauch und brauner Zunge; Leidender deliriert mit verlangsamter Sprache
Acidum sulfuricum D30 3-stündlich	schwarz blutende, erschöpfende, stinkende Entleerungen; Leidender schwitzt stark

Tropische Infektionen

Crotalus D30
3-stündlich

Erbrechen schwarzer Massen, Blutungen aus allen Körperöffnungen, gelbe Haut, Sepsis

Carbo vegetabilis D30
2-stündlich

3. Stadium; stinkende Absonderungen, große Schwäche und Kältegefühl, Kollaps

• Vorbeugung

Crotalus D30
1x wöchentlich

vor Ort viel Limonensaft trinken

Staphisagria D12
1x täglich morgens

Arznei schützt vor Stichen der Aëdes-Mücke

Grippe, tropisch

Eupatorium perfoliatum D30
1x täglich

am häufigsten angezeigte Arznei! Gefühl wie rheumatisches Fieber, Muskeln, Knochen und Gelenke wie zerschlagen

Malaria

Akut oder allmählich beginnende, weitverbreitete, tropische Infektion durch Protozoen (Plasmodien), übertragen durch die Anopheles-Mücke von Mensch zu Mensch mit unterschiedlichen Plasmodien, die verschiedenartige Verlaufsformen hervorrufen: *Quartana* (selten, Anfälle bis zu 20 Jahren), *Tertiana* (üblich, Anfälle bis zur Ausheilung nach etwa 2 Jahren) und *Tropica* (schwerste Form, hohe Sterblichkeit, bei Überleben Anfälle bis zur Ausheilung nach etwa 9 Monaten). Leber- und Milzschwellung, hämolytische Anämie, Gelbsucht, Autoimmunreaktionen, Frost- und Fieberanfälle. Nach eigenen

Allgemeines

Erfahrungen ist die Malaria homöopathisch vorzüglich zu begleiten und auszuheilen.

• akut

China D4
3 x täglich
"Tertiana"; unregelmäßige Anfälle von kurzem Frost und durstlosem Fieber

Nux vomica D30
2 x täglich
Frost täglich spätnachmittags, blaue Fingernägel, durstlos; Magen-Darm-Beschwerden

Arsenicum album D30
2 x täglich
Typho-Malaria, starke anhaltende Anfälle mit Brennen, Durst und Angst

Eupatorium perfoliatum D30
2 x täglich
wechselhafte Anfälle mit Frost im Rücken, drückendem Schädeldach und dem Gefühl wie zerschlagen

Gelsemium D30
2 x täglich
Arznei vor allem bei Kindern angezeigt; aufsteigender Frost, Kind will sich festhalten wegen starkem Schüttelfrost

Beachte

Falls möglich aus Enzianwurzel, 3 Gramm pro Tasse, einen kalten Auszug zubereiten, der 4 Stunden zieht; filtern vor dem Trinken.

• Vorbeugung

Natrium muriaticum M
einmalig
1 Woche vor Abreise, nach 8 Wochen bedarfsweise wiederholen

Staphisagria D12
1 x täglich morgens
Arznei schützt vor Stichen der Anopheles-Mücke

Schlafkrankheit

Durch die Tsetse-Fliege auf den Menschen übertragenes Trypanosoma (eingeißeliger, schlanker Flagellat) in Zentral- und Westafrika mit juckender Infektion der Stichstelle, unregelmäßig erscheinendem Fieber, Schwellung der Nackenlymphknoten, der Leber und Milz und mit beschleunigtem Puls. Vorbeugung darf ich Ihnen dringend anraten, da die Parasiten später ins zentrale Nervensystem eindringen und die unterschiedlichsten neurologischen und seelischen Störungen (unter anderem die Schlafsucht) verursachen.

Nux moschata D30 1x täglich	in entsprechenden Gebieten Muskatnuss vorbeugend lutschen
Staphisagria D12 1x täglich morgens	Arznei schützt vor Stichen der Tsetse-Mücke

Typhus, akut

Allmählich sich entwickelnde, durch salmonellenverseuchte Nahrung übertragene Infektion mit Kopfschmerzen, Mattigkeit und terrassenförmigem Fieberanstieg bis zu 40 oder 41°C. Große deliröse Benommenheit, die über Wochen anhält, graugelb belegte Zunge, Roseolen auf dem Bauch, Erbsbreistühle im Wechsel mit Verstopfung, Haarausfall, stufenweise Entfieberung und nur langsame Erholung sind ihre typische Verlaufsform. Die anfänglich rasche Gabenwiederholung der Arznei entspricht nur den Anfangsstadien, bei zunehmender Besserung – wie immer – reduzieren Sie die Arzneigaben.

Allgemeines

Sulfur D30 alle 10 Minuten	Arznei so lange verabreichen, bis der erleichternde Schweißausbruch eintritt
Baptisia D30 3-stündlich	alles stinkt; Erkrankter mit dumpfem Ausdruck und Delirium: „als sei er in Stücke zerfallen"
Rhus tox D30 3-stündlich	unwillkürliche Entleerungen, Kinnzittern, rotes Dreieck der Zungenspitze (!), Erkrankter sehr ruhelos
Bryonia D30 3-stündlich	alles schmerzt bei der geringsten Bewegung; Erkrankter deliriert: „möchte nach Hause"
Arnica D30 3-stündlich	ähnlich wie bei Baptisia; Hautblutungen, Stuhl und Urin gehen unwillkürlich ab, Gefühl wie geprügelt, Gleichgültigkeit, Stupor, Starre

Übelkeit

ausgefallen

Bryonia D30 bei Bedarf	nach dem Aufstehen, sobald Sie sich bewegen; lassen Sie zu Hause eine Leberbelastung abklären
Digitalis D3 stündlich	bei Herzpatienten tief in der Magengrube; Sie sollten mal wieder Ihren Kardiologen aufsuchen
Magnesium muriaticum D12 stündlich	vor der Periode; Begleitbeschwerde eines „Prämenstruellen Syndroms", was das Aufsuchen Ihres Gynäkologen entbehrlich macht
Ambra D3 3 x täglich	ausgelöst durch gewohntes oder ungewohntes Rauchen; vielleicht hilft Ihnen zusätzlich ein Psychotrip beim Therapeuten
Theridion D30 bei Bedarf	ausgelöst durch Lärmbelastung mit Schwindel, wobei Augenschließen das Übelsein verschlim-

Übelkeit

mert; eine neurologische Abklärung würde Sie nur noch mehr verwirren

mit Brechreiz

Nux vomica D30
bei Bedarf

morgens übel, nach Alkohol tags zuvor oder bei verdorbenem Magen nach dem Essen

Ipecacuanha D4
3 x täglich

anhaltende Übelkeit bei sauberer Zunge; nach dem Essen beginnend

Tartarus stibiatus D6
3 x täglich

Übelkeit mit Ängstlichkeit bei weiß belegter Zunge

mit Kollaps, Schock, Blässe

Camphora D30
bei Bedarf

Sie werden plötzlich blau mit eiskaltem Körper, trockener Haut und verlangen nach einer warmen Zudecke

Carbo vegetabilis D30
alle 10 Minuten

Sie verglimmen allmählich; Ihr Bauch ist gebläht, Lippen und Nasenspitze sind blau, die Haut ist trocken und Sie verlangen nach einer warmen Zudecke

Tabacum D30
alle 10 Minuten

Gefühl wie bei einer Nikotinvergiftung, falls Sie sich erinnern sollten... mit Elendigkeit, Herzdruck, Gefühl, „als bliebe das Herz stehen"

Veratrum album D30
alle 10 Minuten

kalter Schweiß deckt Ihr Gesicht; Sie bleiben ruhig, möchten *nicht* zugedeckt werden

Arsenicum album D30
alle 10 Minuten

kalter Schweiß deckt Ihre Stirn; Sie sind ruhelos, möchten zugedeckt werden

Umlauf um den Nagel

Belladonna D30
bei Bedarf

rote, harte Schwellung

Hepar sulfuris D30
2 x täglich

rote, weiche, eitrige Schwellung

Bufo D12
2 x täglich

bläuliche Schwellung

Unterkühlung (durch Schwimmen)

Antimonium crudum D30
2 x täglich

Kälteschauer, Kopfweh, Nierenschmerz, Durchfall, Fieber

Wetterbedingte Beschwerden

Unsere Abhängigkeit vom Wetter ist – wie unser Eingebettetsein ins kosmische Geschehen – nicht neu. Neu ist seit wenigen Jahrzehnten die Unbeständigkeit der Wetterlage, der überraschende Temperaturwechsel, der Schnee im April. Also reisen wir wenigstens im Urlaub in Gebiete, von denen man weiß, dass dort einigermaßen die Sonne für Müßiggänger oder der Schnee für Skifans garantiert sein wird. Was nicht vermeidet, dass wir in Nizza anstatt der milden Frühjahrssonne Schneepalmen vorfinden oder in den Schneealpen die Frühjahrssonne. Auch die Tropen sind nicht mehr, was sie waren. Regen in der Trockenzeit und Trockenheit

Wetterbedingte Beschwerden

in der Regenzeit bedarf keiner Verwunderung mehr. Ziemlich durcheinander das Ganze. Bleibt uns, die leiblichen Störungen solch sphärischer Unordnung mithilfe unserer Arzneien auszubügeln!

Föhn

Crataegus D2
3 x täglich 20 Kügelchen

Stirnkopfschmerz und Herzbeklemmung

Gelsemium D30
bei Bedarf

Bandkopfschmerz und Schwindel; Sie sind müde, matt und teilnahmslos

Rhododendron D30
bei Bedarf

Rheuma der kleinen Gelenke

Gewitter

Rhododendron D30
bei Bedarf

vor Gewitter; Sie fühlen die elektrische Spannung in den Zähnen, in den Gliedern und müssen sich bewegen

Phosphorus D30
bei Bedarf

vor und bei Gewitter; Sie fühlen die elektrische Spannung in den Nerven, haben Angst vor dem Blitz und verkriechen sich in einer dunklen Ecke, bis alles vorüber ist

Natrium carbonicum D30
bei Bedarf

bei Gewitter; Sie sind ängstlich bange und übelgelaunt

Sepia D30
bei Bedarf

bei Gewitter; Sie sind verstimmt, aber auch unheimlich fasziniert von der Naturgewalt

Hitzeeinwirkung

• Kopfschmerz, rotes Gesicht

Aconitum D30
2-stündlich

hochrotes Gesicht; panische Angst; Schädeldecke hebt sich ab

Belladonna D30
2-stündlich

kirschrotes Gesicht, eher rundlich; schwitzt; pulsierend

Glonoinum D30
2-stündlich

blaurotes Gesicht; verwirrt; pochend

Lachesis D30
2-stündlich

tiefrotes Gesicht; benommen; klopfend

• Kopfschmerz, blasses Gesicht

Apis D30
2-stündlich

motorische Unruhe

Helleborus D30
2-stündlich

döst vor sich hin oder läuft unmotiviert auf und ab

Zincum valerianicum D30
2-stündlich

findet keine Ruhe im Bett, muss Beine bewegen

• sommerliche Hitze

Durchfall, allgemein
Verstehen Sie bitte den Durchfall zunächst als Versuch des Organismus, sich von „Giften" zu befreien, was erst dann behandlungsbedürftig wird, wenn er länger anhält und sich ein Krankheitsgefühl zugesellt.

Aconitum D30
3-stündlich

plötzlicher Durchfall an heißen Tagen mit kalten Nächten; häufige, spärliche Stühle mit Krämpfen

Wetterbedingte Beschwerden

Belladonna D30
3-stündlich

plötzlicher Durchfall nach nassem Kopf bei rundlichen, roten Menschen

Ferrum phosphoricum D12
2-stündlich

allmählich sich entwickelnder Durchfall bei Sommerwärme mit Fieber und unverdauten Stühlen ohne Krämpfe

Antimonium crudum D30
3-stündlich

allmählich sich entwickelnder Durchfall nach Baden und Schwimmen an heißen Tagen; Ihre Zunge weist einen dicken weißen Belag auf

Bryonia D30
3-stündlich

ausgelöst durch kalte Getränke, kühlen Wind, durch kühle Sommernächte oder ein kühles Bad; dabei fällt Ihnen Ihr großer Durst auf

Dulcamara D30
3-stündlich

Sie reagieren äußerst empfindlich mit Durchfall auf Kälte, vor allem auf Wechsel zu feuchtkalt oder auf feuchtkaltes Sitzen

China D4
stündlich

der Verlauf des Durchfalles entkräftet rasch und Sie magern zusehends ab

Iris D6
stündlich

Durchfall mit saurem Erbrechen, das Ihre Zähne „wie stumpf" werden lässt

Durchfall und Erbrechen bei Kindern

Auch das Erbrechen ist zunächst ein Entgiftungsversuch wie der Durchfall *ohne* Behandlungsbedürftigkeit, solange sich kein Leidensdruck einstellt.

Aethusa D4
stündlich

wobei Ihr Kind danach gleich wieder Hunger äußert

Antimonium crudum D30
stündlich

ausgelöst durch zu kaltes Essen und Trinken an zu heißen Tagen

Pulsatilla D30
stündlich

ausgelöst durch Kaltes, durch Speiseeis oder durch Fett und fette Speisen

Allgemeines

Ailanthus D6 stündlich	in Ihrem Kind schleicht sich allmählich ein Krankheitsgefühl ein mit septischem Fieber, was einen bösartigen Verlauf nehmen kann

• trockene Hitze

Natrium muriaticum D30 1x täglich	Wasserstau, Ödeme der Beine, der Hände, im Gesicht
Natrium carbonicum D30 1x täglich	Sie sind völlig abgespannt, angstbetont niedergeschlagen, haben Kopfweh zum Platzen
Lachesis D30 1x täglich	bei tropischer Hitzewelle: Stauung, Beengung, pulsierendes Kopfweh

Kälteeinwirkung

• Erkältlichkeit mit Kopfschmerz

Aconitum D30 bei Bedarf	durch trockene kalte Winde, Sturm, Zugluft
Belladonna D30 bei Bedarf	durch Entblößen des Kopfes, nach Haarewaschen
Hepar sulfuris D30 2x täglich	durch geringste Zugluft an schönen, trockenen Tagen
Silicea D30 1x täglich	durch geringste Zugluft an nasskalten Tagen

• Frostbeulen, Erfrierungen

Secale D30 stündlich	abgestorbene Finger und Zehen, bleich, gefühllos, geschwollen
Arsenicum album D30 stündlich	abgestorbene Glieder, Kälteschauer; Brennen der abgestorbenen Teile nach leichter Erwärmung

Wetterbedingte Beschwerden

Agaricus D4 3 x täglich	juckt wie mit tausend Eisnadeln, vor allem nachts; auch vorbeugend
Abrotanum D3 3 x täglich	flohstichartige Schmerzen, feinste Venenzeichnung sichtbar
Petroleum D30 1 x täglich	sehr schmerzhaft, sieht übel aus; alte Frostbeulen, jährlich aufblühend

• Kälteschock

Aconitum D30 alle 10 Minuten	durch trockenkalten Nordwind; Schüttelfrost, Zittern, Kopfweh
Camphora D30 alle 10 Minuten	plötzliche Erschöpfung, Kollaps, Muskelstarre, Pulslosigkeit

• Reise in kälteres Klima

Dulcamara D30 1 x täglich	Grippe, Rheuma, Durchfall

• Schrunden durch Kälte

Antimonium crudum D30 1 x täglich	Lippen, Hände, Füße, Fersen reißen ein
Natrium muriaticum D30 1 x täglich	Riss in der Mitte der Unterlippe

Regenwetter, feuchte Wärme

Natrium sulfuricum D30 1 x täglich	Asthma oder Ekzem oder Rheuma oder romantisch-melancholische Schwäche
Dulcamara D30 1 x täglich	Unterkühlung, Erkältung, steife Lenden, Hexenschuss

Schwüle, feuchte Hitze

Gelsemium D30
bei Bedarf

Bandkopfschmerz; Sie sind müde, schlapp, teilnahmslos und relativ frostig

Carbo vegetabilis D30
bei Bedarf

Stoffwechsel stockt, Oberbauch bläht sich auf, drückt aufs Herz bis zur Atemnot

Crotalus D30
bei Bedarf

Sie sind hitzig und aufgeregt oder frostig und kollapsig; das Herz drückt und pocht spürbar, nur fließender Schweiß erlöst Sie

Sonne

• Allergie

Natrium muriaticum D30
1x täglich

vorbeugend bei bekannter Neigung; juckende Pickelchen

Acidum hydrofluoricum D6
2-stündlich

wenn die unbedeckten Teile sich röten und brennen; juckende Pickelchen oder Blasen

Cantharis D30
bei Bedarf

winzige, heftig brennende Bläschen beim ersten Sonnenstrahl

• Folgen direkter Bestrahlung

(→ *Notfälle, Hitzschlag*)

Natrium carbonicum D30
stündlich

dumpfer, schwerer Kopfschmerz; Sie sind ängstlich verstimmt

Belladonna D30
stündlich

Blutfülle zum Kopf, pulsierendes Stirnkopfweh, das zum Nacken zieht

Cantharis D30
stündlich

mit schwerem Sonnenbrand

Wetterbedingte Beschwerden

Glonoinum D30
stündlich

Sonnenstich; Bewusstlosigkeit

Natrium sulfuricum D30
stündlich

Sonnenstich mit Schwäche bei hoher Luftfeuchtigkeit

• Sonnenbrand

Belladonna D30
2-stündlich

Haut rot wie eine Tomate; Sie frösteln und verlangen nach Wärme

Arnica D30
2-stündlich

Ihr Körper fühlt sich wie geprügelt an; Sie haben große Angst, berührt zu werden

Rhus tox D30
2-stündlich

Ihr Körper fühlt sich wie zerschlagen an; Sie äußern heftigen Durst in großen Zügen

Arsenicum album D30
2-stündlich

Sie äußern brennenden Durst, aber trinken nur winzige Schlucke und verlangen nach Wärme

Cantharis D30
2-stündlich

blasige Haut wie Verbrennung I. Grades

Calendula D4
stündlich

wenn sich die Blasen öffnen

Causticum D30
2-stündlich

wunde, verätzte Haut wie Verbrennung II. Grades

• Sonnenstich

(→ *Notfälle, Hitzschlag*)

Lachesis D30
einmalig

diese Arznei immer zuerst geben; danach die entsprechende Arznei aussuchen

Aconitum D30
2-stündlich

Sie sind ruhelos, gehen auf und ab, delirieren, sprechen vom nahenden Tod

Allgemeines

Apis D30
2-stündlich

trockenes Fieber, stechende Kopfschmerzen (Hirnschwellung), Delirium

Lachesis D30
2-stündlich

dunkelrotes Gesicht, später blass; panische Angst, Erstickungsgefühl

Glonoinum D30
2-stündlich

hochrotes Gesicht; Sie wissen nicht, wo Sie sind, delirieren, möchten nach Hause

Arsenicum album D30
2-stündlich

kaltschweißiges Totenmaskengesicht; Sie sind voller Angst, frieren und wollen aus dem Bett

- **zittrige Schwäche bei jungen Menschen**

Conium D30
bei Bedarf

ausgelöst durch Unverträglichkeit von Sonne

Schnee

Aconitum D30
bei Bedarf

Unterkühlung durch kalten, trockenen Nordwind; Schüttelfrost, Zittern, Kopfweh

Camphora D30
alle 10 Minuten

Kälteschock, plötzliche Erschöpfung, Kollaps, Muskelstarre, Pulslosigkeit

Euphrasia D12
2-stündlich

Schneeblindheit, Brennen, Sandgefühl, Tränen, Lichtscheue, Schwellung

Wetterwechsel

Dulcamara D30
bei Bedarf

Durchfall bei Wechsel zu kaltfeucht; oder wenn auf heiße Tage kalte Nächte folgen (Wüste, Berge); oder beim Übergang von einem warmen in einen kalten Raum

Wind, Sturm

Rhododendron D30
bei Bedarf
— davor Nervenziehen in den Zähnen, Unterarmen und Beinen; Taubheit, Kribbeln

Natrium carbonicum D30
bei Bedarf
— warme, trockene Süd- und Südwestwinde; Kopfschmerzen, ängstliche Melancholie

Rhus tox D30
bei Bedarf
— kalte, stürmische Luft; Kopfweh, Erkältung; Cabriofahrer!

Dulcamara D30
bei Bedarf
— kalte, stürmische Luft abends nach einem warmen Tag

Hepar sulfuris D30
2 x täglich
— trockener, kalter Wind; Augenentzündung, Erkältung, Kopfweh

Spigelia D4
stündlich
— feuchter, kalter Wind; linksseitiges Nervenkopfweh, Herzklopfen

Calcium phosphoricum D30
1 x täglich
— nasskalter Wind; Rheuma der kleinen Gelenke

Zahnschmerzen

Chamomilla D30
bei Bedarf
— anfallsartige, unerträgliche, hitzige Schmerzen, schlimmer nachts, durch Wärme, Essen und Kaffee

Belladonna D30
bei Bedarf
— akut entzündliche, brennende, pulsierende Schmerzen, schlimmer nachts, bei Zugluft; lokales Warmhalten lindert

Coffea D30
bei Bedarf
— stechende, zuckende, überempfindliche Schmerzen; kaltes Wasser im Mund lindert

Anhang

Stichwortverzeichnis

A

Abwärtsbewegung, Angst vor 71, 93
Achillessehnen, überanstrengt 91
Aëdes
– fliege 98
– mücke 99, 101
Afterkrampf 96
Allergie 81, 88
– Nahrungsmittel- 89
Anämie, hämolytische 101
anaphylaktischer Schock 50, 81, 84
Angina pectoris 39
Angst 28, 38, 47, 64, 71, 73, 105, 113, 114
– blasse 41
– Erwartungs- 54
– geringe 41
– große 38, 43, 46
– keine 46, 67
– panische 108, 114
– rote 41
– Sterbens- 42
– Termin- 54
– Todes- 42
– vor Abwärtsbewegung 71, 93
– vor Beengung 42
– vor Ereignissen 55
– vor Erstickung 42, 46
Anopheles-Mücke 101, 102
Anstrengung 87
Antihistaminika 91
Appetitverlust 65

Ärger 37, 38, 43, 47, 85
Arnica-Gel 24, 25
Askariden 84
Asthma 62, 86, 111
Atem, schwer 56
Atemnot 41, 64, 65, 112
Atmung, röchelnd 32
Aufregung 38, 56, 85, 86
Aufstoßen 61, 66, 67
Augen
– entzündung 115
– lid 23
– verletzung 18, 23
Autoimmunreaktionen 101

B

Bakterienruhr 95
Bänderzerrung 24
Bandkopfschmerz 100, 107, 112
Bauch
– krämpfe 58, 84
– schmerzen 63
– Trommel- 66
– weh 77
Beatmung, künstliche 36
Beengungsangst 42
Berührungsangst 42
Beschwerden, rauschartige 73
Bewusstlosigkeit 28, 36, 45, 113
Bienenstich 81, 84
Bindehautschwellung 74
Blähbauch 49, 96

Stichwortverzeichnis

Blähsucht 65
Blähungen 59, 61, 63
Bläschen 76
– brennend 27
– juckend 27
– zusammenfließend (konfluierend) 76
Blasen 113
– brennend 27
– juckend 112
Blick, starr 69
Blut
– abfall 50
– andrang 38, 41, 67
– druck 50
– erbrechen 99
– erguss 18, 21, 24, 29
– gerinnsel 47
– vergiftung 19, 34, 83, 85
– zucker 56
Bluten 28
Blutung 98, 100, 101, 104
Blutungsneigung 68
Boxerauge 23
Brechdurchfall 33
Brechen *siehe Erbrechen*
Brechreiz 39, 66, 93
Brodeln, feinblasiges 46
Bronchitis 86
Brucellen 75
Bruch
– glatter 23
– offener 23
– Rippen- 29
Brugia 99
Brustverletzung 18, 19

C

Camping 20, 25
Cedronsamen 20
cri encéphalique 78

D

Darm 100
– entzündung 33, 34
– krämpfe 58
– verschlingung 36
Delirium 104, 114
Drehschwindel 92
Druck
– Kopf- 70
– Ohren- 70
Durchfall. Brech- 33
Durchnässen 37, 75

E

Eiseskälte 37
Ekel vor Speisen 62
Ekzem 86, 111
elektrische Spannung 107
Elendigkeit 49, 105
Elephantiasis arabum 99
Entblößung 75, 110
Entzündung 38, 39, 40, 81
– Augen- 115
– Mandel- 79
– Rachen- 79
– traumatische 24
Enzianwurzel 102
epileptiforme Krämpfe 28
Epstein-Barr-Virus 79
Erbrechen
– Blut- 99
– Kaffeesatz- 35, 78
– schmerzlos 34

Erkältung 73, 84, 111, 115
Ermüdung 87
Erregung 56, 86
Erschöpfung 111
Erschütterung 92
Erstickungs
– angst 42, 46
– gefahr 45
– gefühl 114
Erwartungsangst 54
Exanthem 69, 76

F
Fadenwürmer 84
feinblasiges
– Brodeln 46
– Rasseln 32
Fernflüge 71
Fieber 98
– anfälle 101
– Reise- 54
– rheumatisches 68
– schübe, wellenartig 75
– septisch 34, 110
Filarien 99
Finger
– abgestorbene 110
– Verletzung 18, 22
Fingernägel, blau 102
Flagellat 103
Föhn 38
Fraktur
– Rippen 28
– Schwellung nach 23
Frost
– beulen 111
– innerer 43
Frust 47

Fußballer 24
Fußsohlenverletzung 18

G
Gallenkolik 85
Gastritis
– akute 94
– Mode- 93
Gastroenterologe 35
Gefäßschädigung 99
Gefühllosigkeit, Glieder 39
Gehirnerschütterung 28
Gelbsucht 77, 99, 101
Gelenkkapsel, Zerrung 24
Genickstarre 78
Gesicht
– blau 97
– kaltschweißig 47, 114
– Totenmasken- 114
Gewebsschwellung 99
Gewitter 38
Glassplitterverletzung 25
Gleichgültigkeit 104
Glieder
– abgestorbene 110
– Gefühllosigkeit 39
– schmerzen 99
Golondrina-Tinktur 20
Grippe, Unterkühlungs- 74, 111
grobblasiges Rasseln 32

H
Halsschmerzen 80
Hämatom, Brillen- 21
Harnverhaltung 85
Haut
– ausschlag 69, 76, 82, 88, 89, 98
– bläulich 32, 98

– gelb 101
– heiß 46
Hautblutungen 104
Hautwürmer 99
Heiserkeit 46
Herbsterkältung 84
Herpesinfektion 69
Herz
– anfall 39
– beschwerden 20. 84, 107
– druck 49, 105
– enge 38, 41
– klappenfehler 39
– klopfen 67, 115
– muskelschwäche 40
– organische Schäden 43
– rasen 43
– versagen 20
Hexenschuss 111
Hintern, empfindlicher 91
Hirnhautentzündung 78
Hirnschwellung 114
Hitze, innere 43
Hochhaussyndrom 54
Höhenkoller 73
Hundezähne 19, 22
Hypericum-Öl 81
Hypochondrie 28
hysterisch 88

I

Ileus 36
Indigo-Pulver 20
Infekt, grippaler 81
Infektion, virale 99
Insektenstich 22, 89

J

Jellyfish 26
Jet lag 71
Johanniskraut-Öl 81

K

Kaffeesatzerbrechen 35, 78
Kallusbildung 23
Kälte 70
– Eises- 37
– schauer 106, 110
Katarakt 23
Katarrh 86
Katastrophenpanik 54
Katheter 38
Katzenzähne 19
Kehlkopfschwellung 62
klimakterisch 88
Knochen
– haut 23
– schwach 44
– verletzung 23
Koliken 60, 96
– Gallen- 85
– Nabel- 84
Kollaps 64, 68, 70, 98, 99, 100, 101, 111, 114
Kopf 109
– druck 70
– Entblößen des 110
Kopfdecke, heiß 68
Kopfschmerz 28, 65, 86, 114, 115
– Band- 100, 107, 112
– Stirn- 44, 107
Kopfweh 44, 64, 99, 106, 110, 111, 112, 114, 115
Körper
– eiskalt 47, 49, 105

Körper, kalt 97
Kortikoide 46
Krämpfe
– After- 96
– Bauch- 58, 84
– Darm- 58
– Dauer- 96
– epileptiforme 28
– Krümm- 96
– Muskel- 91
– Waden- 86
– Zehen- 86
Krebs 66
Kreuz, Steifigkeit 85
Kribbeln 115
Kummer 37, 43, 47, 71

L

Lähmung 64
Lärmbelastung 104
Lebensgefahr 73
Leberbelastung 104
Leberschwellung 77, 78, 99, 101, 103
Lenden, steif 111
Lichtscheue 74, 114
Lidlähmung 23
Linsenverletzung 23
Lippen
– blassblau 32, 92
– blau 39, 47, 49, 64, 70
Loa loa 99
Lymph-
– drüsenschwellung 99
– drüsenwucherung 81
– knotenschwellung 80

M

Magen, verdorben 64
Magen-Darmentzündung 34
Magen-Darmstörungen 62
Magenschleimhautentzündung 65
Magenüberfüllung 60
Malaria
– Quartana 101
– Tertiana 101, 102
– Tropica 101
– Typho- 102
Mandelentzündung 79
Masern 69
Mattigkeit 77
Meduse 26
Melancholie, ängstliche 115
Meningismus 78
Milben 82
Milzschwellung 101, 103
Müdigkeit 77
Muskel
– kater 91
– krämpfe 91
– rheuma 40
– riss 18
– starre 111, 114

N

Nabelkolik 84
Nahrung, fremdländische 63
Nahrungsmittelallergie 89
Nerven
– quetschung 21, 28
– schmerzen 44, 87, 115
– ziehen 115
Nesselausschlag 64
Nesselsucht 62

Stichwortverzeichnis

Nierenschmerz 106
Nikotinvergiftung 49, 105

O

Oberlidverletzung 23
Ödeme 110
Ohnmacht 45, 51, 97
Ohren
– druck 70
– geräusche 81
– sausen 71
Öl
– Hypericum- 81
– Johanniskraut- 81
– Zitronell- 83
Operationen 22
Oxyuren 84

P

Panik, Katastrophen- 54, 70, 90
Papeln 82
Parasiten 103
Paukenerguss 81
Periode
– nblutung 88
– wechselhaft 88
Pickelchen, juckend 112
Plasmodien 101
Platzangst 70
Polypenkinder 84
Popeln, Nase- 87, 88
prämenstruelles Syndrom 104
Prellung 23, 28
Protozoen 96, 101
Puls
– losigkeit 111, 114
– springend 100

Q

Quallenbrand 26
Quetschung 22
– einfache 25
– Finger- 22
– Nerven- 21, 28
– Wunde 25
– Zehen- 22

R

Rachenentzündung 79
Radler 25
Radsturz 91
Rasseln
– feinblasig 32
– grobblasig 32
Räusperzwang 73
Reisefieber 54
Reizblase 55
Rheuma 40, 86, 111
– der kleinen Gelenke 107, 115
– Muskel- 40
– unterdrückt 39
rheumatisches Fieber 68
Rippen
– bruch 28
– fellentzündung 29
Risswunden 18, 19, 22
Röteln 69
Rückenverletzung 18
Ruhr
– Bakterien- 95
– gefahr 95
Rundwürmer 84
Ruta-Öl 24, 25

S

scheintot 36
Schienbein 23
Schlafsucht 103
Schlangen
– biss 20
– Buschmeister- 20
– Klapper- 20
– Mokassin- 20
– Vipern 20
Schmerzen 106
– Glieder- 99
– Hals- 80
– Kopf- 28, 44, 65, 100, 107, 114, 115
– Loslass- 33
– Nerven- 28, 44, 87
– neuralgisch 76
Schneeblindheit 74, 114
Schnittwunden, Operations- 18, 22
Schock, anaphylaktischer 50, 81, 84
Schorf *(siehe Verschorfung)*
Schreck 20, 22, 55
Schürfwunden 18, 19, 22, 26
Schüttelfrost 33, 68, 111, 114
Schwäche 43, 45, 63, 64, 113
– fortschreitend 59
– große 101
– hinfällige 65
Schweiße
– eiskalt 32
– im Gesicht 47
– kalt 47
Schwellung
– allergische 45
– Bindehaut- 74
– bläulich 106
– eitrig 106
– hart 106

– Hirn- 114
– Leber- 77, 78, 99, 101, 103
– Lymphdrüsen- 99
– Lymphknoten- 80, 103
– Milz- 101, 103
– nach Fraktur 23
– Nackenlymphknoten- 103
Schwerhörigkeit 81
Schwindel 64, 71, 91, 92, 93, 104, 107
Sehnenverletzung 23
Sehnenzerrung 24
Sepsis 101
Shigella 95
Skater 24
Skifahrer 24
Skorpionstich 22
Sonnenbrand 26, 45, 112
Sonnenstich 113
Sorgen 43, 54
Spannung, elektrische 107
Spontanhypo 25
Spritzenabszess 22
Starre 104, 111, 114
Stauung 110
Steifigkeit, Kreuz 85
Sterbensangst 42
Stichverletzung 19, 83
– Insekten- 22, 81, 84, 88
– Skorpion 22
Stichwunden 19, 22
Stimm
– bandbreite 72
– lage 72
– schwäche 73
Stirnkopfschmerz 107
Stirnkopfweh 44, 112
Stoffwechsel
– gifte 56

Stichwortverzeichnis

– stress 58
Stress
– Alltags- 93
– Mittelmanagement- 93
Stupor 104
Syndrom
– Hochhaus- 54
– prämenstruelles 104

T
Tänzer 24
Taubheit 37, 115
Temperatur
– differenz 33
– erhöhte 56
Tennisspieler 24
Terminangst 54
Ticks 84
Todesangst 42
Tollwut 19
Totenelendigkeit 42
Totenmaskengesicht 114
Tränenfluss 74
Trommelbauch 66
Trommelfellriss 79
Tsetse-Mücke 103

U
Übelkeit 39, 49, 59, 65, 66, 70, 91, 92, 99, 100
Überanstrengung 44, 75, 91
Übernächtigung 71
Übersäuerung 61
Unruhe 43, 46
– ängstliche 63
– große 46
– hektische 47
– motorische 108

Unterkühlungsgrippe 74, 75, 111
Unterzuckerung 25
Unverträglichkeit, Speisen 62

V
Venenzeichnung 111
Verbrennung
– I. Grades 26, 113
– II. Grades 27, 113
Verdauungsstörungen 61
Verfall, bedrohlicher 68
Vergiftung
– Lebensmittel- 75
– Nikotin- 49, 105
Verkrampfen *(siehe Krämpfe)*
Verlegen 93
Verletzung
– Brust- 18, 19
– Daumen- 19
– Finger- 18, 29
– Fußsohlen- 18, 29
– Glassplitter- 25
– Hirn- 28
– Knochen- 23
– Knochenhaut- 29
– Rücken- 18
– Sehnen- 24
– Stich- 18, 19, 83
– Zehen- 18, 19, 22
Verrenken 18
Verschorfung 23, 27
Verstopfung 64
Verzerren 18
Vipernbiss 20
Virus, Epstein-Barr 79
Völle 65

W

Wadenkrämpfe 86
Wanderer 25
Wasserlassen 61
Wasserstau 110
Wassersucht 40
Wetterwechsel 38
Wucheria 99
Wunden
– Biss- 19, 20, 82, 85
– Finger- 18, 29
– Fußsohlen- 18, 29
– offen 29
– Quetsch- 25, 29
– Riss- 18, 19, 22
– Schnitt- 18, 22
– Schürf- 18, 19, 22, 26
– Stich- 19, 22
– Zehen- 18, 29
Wundenschorf *(siehe Verschorfung)*
Würmer
– Faden- 84
– Haut- 99
– Rund- 84

Z

Zähne
– Hunde- 19
– Katzen- 19
Zahnziehen 18
Zehen
– abgestorbene 110
– krämpfe 86
– taub 91
– verletzung 18, 22, 29
Zeitverschiebung 71
Zerrung
– Bänder- 24
– Gelenkkapsel- 24
– Sehnen- 24
Zitronell-Öl 84
Zittern 111, 114
Zuckungen 70
Zugluft 38, 72, 75, 76, 79, 87, 110, 115

Reiseapotheke nach Dr. Enders

Auf meinen ausdrücklichen Wunsch hat der Versandhandel Bell*) freundlicherweise für Sie lederne Taschenetuis fertigen lassen, worin Sie 32 bzw. 64 leere Fläschchen zu je 1 Gramm Füllgewicht vorfinden, die Sie nach Belieben auffüllen können. Die Entscheidung, die Fläschchen nicht vorprogrammiert gefüllt anzubieten, fiel aufgrund des vielfachen Wunsches, dass jeder von Ihnen seine Arzneien für unterwegs selbstständig nach seinen persönlichen Bedürfnissen zusammenstellen möchte. Viel Spaß beim Abfüllen!

*) Versandhandel Bell
Ernst-Lehmann-Str. 9/3
D-88097 Kressbronn
Tel.: 07543/953403
Fax: 07543/953404
Bell-Kressbronn@t-online.de

Arzneien, die im Ausland zu erwerben sind

Anthracinum D30 • Chlorum D30 • Coca D2 • Coca D30 • Natrium muriaticum M • Opium D30 • Scorpio C30 • Tarantula cubensis D12 • Theridion D30 • Toxoplasmose M

Bezugsadresse in der Schweiz:
Homöopathisches Labor
D. Schmidt-Nagel
27, rue pré-bonvier
CH-1217 Meyrin
Tel.: 0041/22/7191919
Fax: 0041/22/7191920
info@schmidt-nagel.ch

Autorenvita

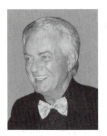

Dr. med. Norbert Enders studierte Medizin in Heidelberg, Lausanne und Tübingen. Nach seinem Studium übte er den Arztberuf etwa zehn Jahre lang aus. Beschränkt auf die Möglichkeiten der Schulmedizin konnte Dr. Enders seine persönlichen Vorstellung vom Arzt-Sein nicht verwirklichen. Als ewig Suchender ging er deshalb zunächst zum humanitären Dienst in den fernen Osten, später zum Studium und zur Lehre der ethnischen Medizin nach Mittelamerika.

Nach zehnjähriger Kreuzfahrt fand Dr. Enders seine Bestimmung in der Begegnung mit der Homöopathie. Er studierte das Fach an der Wiener Schule unter Professor Dr. med. Mathias Dorcsi, dessen langjähriger Schüler und Freund er war.

Seit 25 Jahren praktiziert Dr. Enders erfolgreich in eigener Praxis und widmet sich außerdem der Lehre und Ausbildung von Laien und Ärzten sowie der volkstümlichen Verbreitung der Homöopathie. Zu diesem Zweck hat er auch zahlreiche Bücher geschrieben, die in vielen Auflagen im Haug-Verlag erschienen sind. Im letzten Jahr hat Dr. Enders seine Praxis nach Frankreich verlegt, wo er auch an neuen Projekten arbeitet.

Literatur

Der Autor hat neben diesem Buch beim Karl F. Haug Verlag noch weitere Bücher veröffentlicht, die sich gegenseitig ergänzen. Im Einzelnen handelt es sich hierbei um:

Sachbücher

Homöopathie, eine Einführung in Bildern. 12,95 EUR
(ISBN: 3-8304-0810-2)

Enders' Homöopathische Hausapotheke. Wie Sie Erkrankungen vorbeugen. Was Sie selbst zu Hause tun können. Mit den 178 wichtigsten Mitteln für Ihre Hausapotheke. 8. Aufl. 22,95 EUR
(ISBN: 3-8304-2038-2)

Enders' Handbuch Homöopathie. Gesundheit für Sie und Ihre Familie: Alle wichtigen Heilmittel und ihre richtige Anwendung. 2. Aufl. 39,95 EUR (ISBN: 3-8304-2071-4)

Enders' Homöopathie für Kinder. 19,95 EUR (ISBN: 3-8304-2079-X)

Die „homöopathische" Frau. Ein Lesebuch über die Leiden der Frau, auch für Männer. 27,95 EUR (ISBN: 3-8304-0815-3)

Enders' Homöopathie für Atemwegserkrankungen. Wie Sie Heuschnupfen und Erkältung, Allergien und Asthma wirksam behandeln. 17,95 EUR (ISBN: 3-8304-0811-09)

Fachbücher

Bewährte Anwendung der homöopathischen Arznei. Bd. 1: Diagnosen und Beschwerden. Teil 1: Von Kopf bis Fuß. Teil 2: Auslösung, Verfassung, Anlage. 3. Aufl. 54,95 EUR (ISBN: 3-8304-0239-2)

Bewährte Anwendung der homöopathischen Arznei. Bd. 2. Die Arznei und ihre Anwendung. 49,95 EUR (ISBN: 3-8304-0240-6)

Die homöopathische Arznei. Kleine homöopathische Reihe, Bd. 1. 14,95 EUR (ISBN: 3-8304-0241-4)

Die homöopathische Begegnung. Kunst der Anamnese. Kleine homöopathische Reihe, Bd. 2. 19,95 EUR (ISBN: 3-8304-0242-2)

Praktische Homöopathie in der Kinderheilkunde. 54,95 EUR (ISBN: 3-8304-7142-4)